Dr. med. Daniela Oltersdorf

Drei Frühchen Buch

Wie ich als Frauenärztin
selbst zur Patientin und
Frühchen-Mama wurde

Manuela Kinzel Verlag

Alle Angaben in diesem Buch wurden sorgfältig geprüft. Dennoch können Autorin und Verlag keine Gewähr für deren Richtigkeit übernehmen. Die Autorin hat es nach bestem Wissen und Gewissen verfasst und übernimmt keine Haftung. Außerdem ersetzt dieses Buch niemals einen Arztbesuch.

Impressum:

Manuela Kinzel Verlag

73037 Göppingen
Tel. 07165 / 929 399

info@manuela-kinzel-verlag.de
www.manuela-kinzel-verlag.de

Umschlaggestaltung: Sybille Alexandra Adam,
Freie Grafikerin, Calw

1. Auflage 2019

ISBN 978-3-95544-125-8

Für meine Lieben:

Jens, Max, Leo und Tom

und auch für meine Omas,
die beide ein Baby verloren haben,
welches man in meiner Zeit hätte retten können

Inhaltsverzeichnis

Vorwort

Die Autorin ist die Mutter von 3 Jungs, alle 3 sind ehemalige Frühgeborene. Der jüngste war der kränkste, und sie beschreibt vor allem seine Geschichte, blendet dabei aber immer wieder zurück in die Geschichte der beiden älteren Geschwister. Frau Oltersdorf schreibt frisch, ungefiltert und mit emotionaler Beteiligung, der Leser spürt die Spannung in der Entwicklung der Ereignisse und nach wenigen Seiten will man wissen, wie es weitergeht. Ein wichtiger Teil der Spannung kommt aus der Tatsache, dass Frau Oltersdorf selber zum Expertensystem gehört, sie ist Frauenärztin, aber andererseits exemplarisch deutlich machen kann, wie anders es sich anfühlt, wenn Studienergebnisse, nüchterne Daten und Fakten plötzlich ganz persönlich werden. In mehreren Dimensionen ist das Buch hilfreich: Für betroffene Mütter und Familien, die sich in manchem vielleicht wiederfinden werden, für Laien, die einen Einblick in einen Bereich der Medizin finden können, in dem in den letzten 40 Jahren eine Revolution stattgefunden hat, und auch für uns Kinderärzte und Pflegende in der Frühgeborenenmedizin, weil Frau Oltersdorf deutlich machen kann, dass und wo betroffene Mütter verletzlich sind, und dass Wissen davor nicht schützt. Ihre Dankbarkeit für persönliche Hilfen und Unterstützungen, auf die sie dabei bauen konnte, sind überdeutlich spürbar. Zu guter Letzt hat das Buch einen wichtigen praktischen Teil, ein großes Glossar und viele wertvolle, allgemeingültige Tipps, wie eine komplexe Behandlungsgeschichte leichter gemeistert werden kann, und ist ganz nebenbei ein entschiedener Appell für Muttermilchernährung und Stillen.

Liebe Frau Oltersdorf, ich bin sicher, dass Ihre Jungs, Ihr Mann und die Großeltern, aber auch Sie selber, immer wieder in diesen Lebensabschnitt hineinlesen werden – aber andere auch. Gratulation zum Gelingen dieses Buchprojektes!

Dr. Rangmar Goelz

Vorwort

Als Erstes wollte ich nur meine Erinnerungen aufschreiben. Die Erfahrungen, die ich in meinen drei Schwangerschaften, Geburten und den Klinikaufenthalten gemacht habe. Mir alles von der Seele schreiben und auch meinen Frieden finden ...
Dann wurde ein Buch daraus, und ich dachte, vielleicht hilft es manchen Frauen und Familien, die in der gleichen Situation stecken wie ich damals, zu wissen, dass sie nicht alleine sind mit ihren Ängsten, Fragen und Nöten. Eventuell verstehen auch Ärzte und Pflegende dann eher, warum wir so sind, wie wir sind ... motzig, ängstlich, nervig oder laut!

Manchmal ist es einfacher ein Buch zu kaufen und abends darin zu lesen, als eine Selbsthilfe Gruppe zu besuchen. Oder, wie es einem zeitweise vorkommt, merkwürdige und unnötige Fragen zu stellen.
Mein Buch erzählt meine Schwangerschaft mit dem Kleinen und gibt Rückblicke auf die Schwangerschaften und die erste Zeit mit meinen Großen.

Ich nenne weder Namen noch Orte, wo alles geschehen ist. Letztendlich kann sich meine Geschichte in jedem Perinatal-Zentrum in Deutschland abspielen.

Dr. Daniela Oltersdorf

1.) Wie alles begann

Jährlich werden etwa 60.000 Babys in Deutschland zu früh geboren, ungefähr jede 10. Geburt. So wird aus einer normalen Schwangeren plötzlich eine Frühchen-Mutter, und ich bin eine davon.

Ich wollte es unbedingt, noch ein Kind, ein Baby zum Kuscheln und Aufwachsen sehen. Eins, das noch nicht groß ist und fertig für die Welt da draußen.
Wie die Großen, die schon so selbständig sind. Die fixe Idee im Kopf, dass am Tisch noch Platz für jemanden ist. Mein Mann, der das nicht noch einmal wollte. Wir, die wir schon zwei gesunde Kinder haben. Es erneut zu riskieren und eventuell noch ein Frühchen zu bekommen. Es wäre dann das dritte Frühchen!
So viel Glück hatten wir bei dem Großen, der ja „nur" 6 Wochen zu früh kam. Bei dem Mittleren, der über 12 Wochen zu früh kam und etwas mehr als ein Kilo wog. Bei dem ich in der Klinik von einer Schwester gefragt wurde, ob ich nichts gelernt hätte?! Und meine Antwort lautetet: „Es geht wohl noch früher!"
Nochmal wagen, trotz Wiederholungsrisiko und einem Kaiserschnitt.
Trotz wochenlangem Krankenhausaufenthalt, Milch abpumpen und der Angst um das kleine Wesen, das zu früh in die Welt katapultiert wurde.
Und dennoch, Kinderwunsch ist nicht zu erklären, sehr subjektiv und unglaublich stark.

Ich wollte es riskieren, hatte mir einen super sicheren Plan zurechtgelegt, um sämtliche Risiken zu minimieren, die Situation zu optimieren und diesmal alles besser zu machen!
Liebe Leser, liebe Eltern, lasst euch von eurem Frauenarzt/in beraten, wie hoch euer eigenes Risiko ist, bei einer weiteren Schwangerschaft noch ein Frühchen zu bekommen.
In diesem Buch möchte ich über Gefühle und Ängste sprechen. Über alles, was auf Frühchen-Eltern zukommt. Über den Klinikaufenthalt sowie die Erfahrungen auf der Frühchen- und Intensivstation.

Aber zurück zu meinem super sicheren Plan.
Da ich bei beiden vorherigen Schwangerschaften selbst in einer Klinik (ohne Frühgeburten) als Gynäkologin gearbeitet habe und mich, trotz Blutungen und Ziehen, nicht zu Hause aufs Sofa gepackt, sondern trotzdem Dienst geschoben habe, wollte ich bei einer weiteren, theoretischen Schwangerschaft definitiv nicht berufstätig sein. Schließlich stelle ich selbst häufig ein Berufsverbot für meine Patientinnen mit Risikoschwangerschaften aus. (Ich war nun in einer Praxis tätig.)
Mein Mann stellte mal wieder lapidar fest: „Du bist so eine gute Ärztin, aber bei dir selber ... eine Katastrophe!"
So wäre Schonung angezeigt, nicht herumwuseln, putzen, räumen und dies und jenes schnell noch machen. Der wirkliche Still-Sitz-Typ bin ich nicht, und das wäre

schon eine große Herausforderung für mich, daher auch die Skepsis meines Mannes.
Also versuchte ich so einiges: Ich nahm vorbeugende Scheidenzäpfchen, um Infektionen zu verhindern. Ich besuchte regelmäßig meine Freundin, die auch meine Gynäkologin ist, in ihrer Praxis und ließ nach dem Kleinen schauen. Ich versuchte, meine Yogaübungen wieder häufiger durchzuführen, um mich zu entspannen. Außerdem weiß ich, dass Stress in solch einer Situation nicht gut ist. Des Weiteren wollte ich mich dieses Mal frühzeitig in einer Perinatologischen Klinik zur Beratung vorstellen, um den vorzeitigen Blasensprung zu verhindern.
Bei mir war immer der zu frühe Sprung meiner Fruchtblase der Grund für die Frühgeburten gewesen.
Circa jedes 10. Baby, das zur Welt kommt, ist eine Frühgeburt. Gründe für Frühgeburten gibt es viele: der vorzeitige Blasensprung, Infektionen, mütterliche Erkrankungen wie zu hoher Blutdruck und Blutveränderungen, eine Gebärmutterhalsverkürzung oder eine Mangelversorgung des Kindes durch eine Mutterkuchenschwäche. Außerdem gibt es die sogenannte „ärztlich herbeigeführte“ Frühgeburt, die immer ein großes Abwägen mit sich bringt, wo es dem Kind wohl besser geht.

Somit gibt es Frühgeburten, die uns plötzlich durch Blutungen oder vorzeitige Wehen zu Eltern machen, und es gibt Frühgeburten, die sich schon länger, z.B. durch eine Plazentaschwäche oder einen Blasensprung

ankündigen, wo wir Mütter etwas mehr Zeit haben, uns darauf einzustellen.
Da ist eines nicht besser als das andere. Entweder wird man plötzlich und viel zu früh Mama, hat meistens einen Kaiserschnitt und ein sehr kleines Baby auf der Intensivstation oder man liegt schon einige Wochen im Krankenhaus, weiß, dass es ein Frühchen wird und macht sich in der Zeit des Wartens sehr, sehr viele Sorgen.

In der Zeit vor der Schwangerschaft kamen mir oft Zweifel, ob ich es wirklich noch einmal riskieren möchte. Ich wusste schließlich, was mich erwarten könnte. Lieber zu viert bleiben, es genießen, wie es ist. Mit zwei tollen Kindern, gesunden Kindern, ohne Handicap aus der Frühgeburtlichkeit. Wiederholungsrisiko, nochmals die Prozente anschauen, Neues bei der Verhinderung einer Frühgeburtsbestrebung ... Ich las vieles und war bei einigen Vorträgen. Vielleicht wäre bei mir der totale Muttermundverschluss die Lösung?!

Tja, und dann beim Weihnachtsbrunch mit der ganzen Familie bekam ich große Lust auf ein Schinkenbrot mit Meerrettich. Da war mir es sofort bewusst: Vielleicht feiern wir nächstes Weihnachten zu fünft!

2.) Die Schwangerschaft

Die nächsten Wochen waren geprägt durch Ausruhen und Folsäure einnehmen, dem Zwerg beim Wachsen zusehen und einer furchtbaren Übelkeit. Leider traf es mich bei jeder Schwangerschaft und es wurde von Mal zu Mal heftiger. Arbeiten ging von daher sowieso nicht. Vomex, Akupressur-Armbänder und der verhasste Ingwer waren meine ständigen Begleiter ... und es wurde von Tag zu Tag schlimmer.
Ich erinnerte mich, dass die 8. Woche immer die Schlimmste war und danach die Übelkeit etwas nachließ. Richtig aufgehört hatte es in den vorherigen Schwangerschaften erst im Kreißsaal.
Leider gesellten sich auch wieder Blutungen dazu. Ich habe eine Gerinnungsstörung und in meinen Schwangerschaften oft geblutet. Bei dem Großen einmal und bei dem Mittleren sage und schreibe 19 Mal. Quasi alle paar Tage, so dass sich am Anfang mehr Bluterguss in der Gebärmutter befand als Kind.
Diesmal fing es in der 6. Woche an, noch ein Grund mehr, das Sofa zu hüten. Man kann sagen, ich war total ausgebremst. Für meinen Mann wieder ein Zeichen, dass es wohl genau gleichlaufen würde oder dass das Baby noch früher käme.

Ich hoffte noch immer auf eine relativ normale Schwangerschaft und fand, ich hätte es echt einmal

verdient, nicht jedes Mal so kämpfen und leiden zu müssen! Normalerweise ging es im Leben etwas „fairer“ zu. Entweder super Schwangerschaft und doofe Geburt oder andersrum.
Fair eben!

Beim Großen hatte ich noch eine einigermaßen normale Schwangerschaft. Zwar mit Übelkeit und einer Blutung, aber ich bekam wenigstens einen mittelgroßen Bauch und hatte das Gefühl, richtig schwanger zu sein. Bei ihm platzte mir die Fruchtblase in der 33. Schwangerschaftswoche. Er kam nach 10 Tagen im Krankenhaus durch eine Einleitung spontan in der 34. Woche zur Welt.
Die Geburt selbst lief, für eine Erstgebärende, zügig und gut. Leider musste ich ihn nach der Entbindung schnell an die Kinderärzte hergeben. Körperlich fit, schob ich mein Bett selbst auf Station und verabschiedete meinen etwas müden Mann. Ich wartete sehnsüchtig auf den nächsten Morgen, um mein Kind endlich wieder zu sehen.

Bei der zweiten Schwangerschaft hatte ich leider schon sehr früh Blutungen und man machte mir nicht viel Hoffnung, dass es halten würde.
Dieses Baby jedoch war so ein kleiner Kämpfer, dass es trotz vieler Blutungen und Wehen blieb und die Fruchtblase erst in der 24. Schwangerschaftswoche sprang. Bedingt durch viele Blutungen, registrierte ich den Bla-

sensprung zunächst nicht. Je früher die Schwangerschaft, umso weniger Fruchtwasser ist vorhanden und fließt heraus. Noch dazu kommt, dass es meist eine leicht rosa Farbe hat. Das sollte mein oder unser Glück sein, denn die Grenze, in der man für die Kinder tätig wird, liegt in der abgeschlossenen 24. Woche. Davor kümmert man sich nur um die Mütter. Ein paar Tage und Tests später war mir dann doch klar, dass es ein Blasensprung gewesen sein musste. Mein Mann fuhr mich in die Klinik, in der ich schon vor 19 Monaten gelegen hatte. Mit den Nerven am Ende traf es nur annähernd.

Dort angekommen, bestätigte sich mein Verdacht und meine Lieben mussten mich in der Klinik zurücklassen. Wieder der mir schon bekannte Ablauf mit Lungenreifung, Wehenhemmung, Abstrich- und Blutentnahme sowie Dauer-CTG. Das erste Gespräch mit dem hinzugezogenen Kinderarzt, der in der Nacht Dienst hatte, war zwar gut, aber auch unendlich traurig. Ich kann mich kaum mehr daran erinnern, was er alles gesagt hatte, und da waren mit Sicherheit ausreichend Details vom weiteren Vorgehen sowie die prozentuale Überlebenschance des Babys dabei. Mir blieb nur ein Satz im Gedächtnis: „Wenn er nicht mitmacht, müssen wir ihn auch gehen lassen."

Anschließend liegt man dann verängstigt in einem Überwachungsraum und keiner kann einem sagen, ob es in dieser Nacht noch zur Geburt kommt oder ob es hoffentlich noch etwas dauert!

Warten und nochmals warten. Das hat sich auch in 10 Jahren nicht geändert. Selbstverständlich ist man nicht die wichtigste Person, welche sich gerade im Kreißsaal befindet, aber für eine Mutter ist die wichtigste Person das Baby im Bauch.

Zum Glück blieb das Baby noch ganze 3 Wochen brav im Bauch, bis es wieder einmal zu Blutungen und dann auch zu einer Wehentätigkeit kam. Glücklicherweise hatten wir am Tag vor seiner Geburt die Lungenreifung mit einer Einmaldosis wiederholt.

Ich hatte „verhandelt", dass wir eine Spontangeburt anstreben, aber auch bei jedem Risiko abbrechen würden.

Zunächst hatte man mit allen Mittel versucht, die Wehen noch zu stoppen. Bolustokolyse und Valium wurden mir verabreicht, was leider nichts mehr nützte. Die Geburt ging los. Nachts. Eine Oma musste für den Großen, der ja erst 19 Monate alt war, organisiert werden. Sie kam direkt von einer Faschingsveranstaltung als Biene Maja verkleidet! Mein Mann freute sich. Irgendwie. Ich hatte Angst. Die Blutungen wurden stärker und ich ganz benommen von der Valium Tablette. Als die Herztöne sich verschlechterten und der Muttermund sich doch nicht so schnell öffnete, waren die Ärzte meiner Meinung nach froh, die Geburt durch einen Kaiserschnitt beenden zu dürfen. Eine solche Enttäuschung. Mir war klar, dass ich dann noch weniger von meinem Kind sehen würde als bei einer spontanen Geburt. Das OP-Tuch zwischen uns. Man selbst auf dem Rücken festge-

schnallt. Durch die Medikamente meist beeinträchtigt mit Übelkeit und Kreislaufproblemen. Und dann war er geboren! Um 3.15 Uhr. Er krähte kurz, ich sah ihn gefühlt eine Sekunde und weg war er ...
Das Gefühl, ein Baby mehr oder weniger lange in sich getragen und gespürt zu haben und dann weggenommen zu bekommen, ist so schrecklich und kann nur nachempfunden werden von einer Mutter, die das schon erlebt hat!
Ich döste immer wieder ein, abgeschossen und müde. Nichts war da von dem euphorischen Gefühl, welches ich nach der ersten Geburt verspürt hatte. Nur der Gedanke: „Er ist jetzt da!“ und „Wie geht es ihm wohl?“
Mein Mann durfte lange Zeit nicht zu ihm. Die Ärzte hatten große Probleme ihn zu beatmen, und er war auf alle Medikamente angewiesen.

Ich weiß nicht mehr genau, wann ich morgens wach wurde, aber es muss so gegen 9 Uhr gewesen sein. Irgendwie merkwürdig: der leere Bauch ohne Kind, dafür mit Schmerzen. Ein schlechter Tausch.
Ich persönlich, da ich in meinem Beruf als Ärztin viel mit Geburten zu tun hatte, würde nie, wenn ich die Wahl hätte, den Kaiserschnitt einer normalen Geburt vorziehen. Allerdings würde ich meine Wünsche auch nicht vor das Wohlergehen des Kindes stellen.
Als die Schwestern kamen, ließ ich mir alle Schläuche und Katheter ziehen und machte mich 6 Stunden nach dem Eingriff zu Fuß auf den Weg zur Intensivstation.

Die beiden vorherigen Schwangerschaften noch sehr gut im Gedächtnis, wünschte ich mir professionelle Beratung zur Verhinderung von Frühgeburten und hoffte auf neue Ideen zur Risiko-Minimierung.

Daher stellte ich mich in einer großen Perinatologischen Klinik zur Beratung vor. Leider gab es keine bahnbrechende Therapiemöglichkeit für mich, auch der operative Verschluss des Gebärmuttermundes wäre mir nicht hilfreich. Die Gefahren sind zu groß, ein gesundes Kind durch risikoreiche Operation zu verlieren, nicht wissend, ob ich von dem Eingriff überhaupt profitieren würde. Das war in der 12. Woche.

Kurz vor der 17. Woche träumte ich vom Fruchtblasensprung. Unsinnig, dachte ich am nächsten Morgen. Es ist ja noch lange hin bis zur Mitte der Schwangerschaft, ab der, durch das Wachstum bedingt, ein Druck aufgebaut wird und die Eihäute unter Spannung stehen.
Leider passierte genau das ein paar Tage später. Nachts kam eine kleine Wehe und dann das Gefühl, es laufe Flüssigkeit heraus. Da ich natürlich eine eigene Ausrüstung besaß, den Scheiden-pH selbst zu Hause zu messen, tat ich dies sogleich. Tja, es schlug nicht an. So blieb die Unsicherheit, ob es wirklich ein Blasensprung war oder nicht.
In der kommenden Woche hatte ich einen Kontrolltermin bei meiner Gynäkologin. Dort sah man sofort im Ultraschall, dass es extrem wenig Fruchtwasser gab.

Auch hier schlug der Test nicht an. Nichts desto trotz machten wir erneut einen Termin in der Perinatologischen Klinik. Zum Glück konnte ich schon am nächsten Tag dorthin fahren, wäre das Wochenende dazwischen gewesen, hätte mich das wahnsinnig gemacht.
Leider zeigten sich auch hier sehr wenig Fruchtwasser und eine abgelöste Eihaut. Der zuständige Arzt meinte, es sei eindeutig ein Blasensprung, woraufhin mir die Tränen kamen. Seinen nächsten Satz werde ich mein Leben lang nicht vergessen: „Noch ist nichts verloren."
Ich konnte das nicht glauben. In dem Moment, in dem ich die abgelöste Eihaut sah, war für mich alles verloren. So einen frühen Blasensprung hatte ich in meiner ganzen Laufbahn als Ärztin noch nie gesehen oder gar betreut. Klar, ich hatte nicht in einer Frauenklinik mit Frühgeburten gearbeitet, aber ein paar Jahre in einer Praxis, in der man doch einige Schwangere betreut.
Er erklärte mir dann, dass wir diese Schwangerschaft schon durchziehen könnten. Wir müssten uns nur klar auf einen gemeinsamen Weg einigen und nicht alle paar Tage die Meinung ändern. Ich mache es ... oder doch nicht?!?
Er zeigte mir eine Studie mit Frauen, die einen Blasensprung vor der 24. Schwangerschaftswoche gehabt hatten, deren Entscheidung über das weitere Vorgehen, die Schwangerschaftsdauer und der Outcome der Kinder mit oder ohne Handicap.
30% haben die Schwangerschaft beendet. Aus vielerlei Gründen. Nicht zu wissen, was auf einen zukommt,

oder eben genau das zu wissen. Angst vor einem behinderten Kind, vor einem wochenlangen Klinikaufenthalt, dem Organisieren von „Zuhause“ und vielem mehr. Die Frauen, die sich für eine Weiterführung der Schwangerschaft aussprachen, konnten schließlich nicht wissen, ob und wie lange diese weiterging. Ein paar Tage oder Wochen? Erreichte man die anvisierte 24+0 oder nicht? Es macht große Unterschiede, ob man es gerade so schafft, ob es ein Bangen wird, wie es dem Kind bei und nach der Geburt geht oder ob man weit länger das Kind in sich tragen kann und die Risiken sich von Tag zu Tag minimieren.

(Ich empfand die ersten Wochen zwar als sehr schlimm und Angstbeladen, aber kein Vergleich zu den paar Tagen vor der 24+0 Woche. Da bin ich komplett hohlgedreht.)

Wir sprachen uns für den Erhalt der Schwangerschaft aus. Ich konnte es mir nicht vorstellen, ein gesundes Kind herzugeben.
In den nächsten Tagen zu Hause hatte ich häufig Wehen und hoffte immer, dass sie wieder aufhören würden. Ich nahm Magnesium, besorgte mir ein anthroposophisches Medikament, trank Beruhigungstee und wartete. Sind die ersten Tage nach einem Blasensprung einmal überstanden und es ist nicht zu einer Fehl-Geburt gekommen, bleibt die Schwangerschaft oft länger erhal-

ten. In der mir vorgestellten Studie im Schnitt noch 7 Wochen.
Ich erhielt eine Art Fahrplan, wie es in den kommenden Wochen weitergehen würde.
Einmal wöchentlich musste ich in die Klinik zur Kontrolle und zweimal pro Woche wurde mein Blut auf Entzündungszeichen kontrolliert. So konnte die Betreuung zunächst ambulant erfolgen. Falls wir Glück hätten und die 24+0 Wochen erreichen würden, müsste ich anschließend in die Klinik zur Lungenreifung und der weiteren Behandlung.

Trotz meiner ständigen Besorgnis, der Blasensprung war ja gut zu spüren, musste das Leben mit dem Rest der Familie weitergehen.
In der Zeit unternahm ich hauptsächlich etwas mit meinen großen Jungs. Treffen mit Freunden oder den Freunden der Kinder reduzierte ich. Ich war so traurig und mir kamen oft unvermittelt die Tränen, dass ich meinen Kummer dann auch rauslassen wollte. Die beiden Großen gingen ganz unterschiedlich mit der Situation um. Der Große wollte oft in Prozentangaben wissen, wie groß in jeder Woche die Überlebenschancen des Kleinen wären. Wir besprachen das ganz ehrlich miteinander, anlügen oder beschönigen wollte ich nichts.
Der Mittlere versuchte das Ganze zu verdrängen und sprach kaum mehr über das Baby.
Die beiden hatten nämlich ihrem Bruder schon einen Namen ausgesucht und redeten ihn damit an.

Auch ich führte meine Zwiegespräche mit dem Kleinen. Einmal, nur einmal überlegte ich, ob wir die Schwangerschaft nicht doch beenden sollten. Das Risiko, ein krankes Kind zu bekommen, wenn es überhaupt eine lebensfähige Woche erreichen würde, kam mir doch sehr groß vor. Daraufhin strampelte der Kleine zum ersten Mal ganz heftig in meinem Bauch und mir war sofort klar, wie die Antwort ausfiel.

Langsam wurde es Frühling und an Ostern fuhren wir zusammen ein paar Tage weg. Wissend, dass das wohl der letzte gemeinsame Urlaub für die kommenden Monate sein würde.

Je näher die heißersehnte 24+0 Schwangerschaftswoche heranrückte, desto nervöser wurde ich. Immer wieder die gleichen Gedanken: „Bitte, bitte, lass jetzt so kurz davor nichts schiefgehen!" Nicht eine Woche vorher entbinden, wo ich doch so viel ausgehalten hatte.
Wir hatten vereinbart, dass ich am Montag, der anvisierten 24+2 Woche, in die Klinik zur stationären Aufnahme kommen sollte. Pünktlich nachts zur 24+0 Woche bekam ich erneut eine Blutung. Mir war sofort klar, dass ich losmusste. Nicht dass jetzt Wehen kämen und die Lungenreifung nicht mehr durchgeführt werden konnte.
Meine Kliniktasche stand seit Wochen gepackt im Schlafzimmer, nicht wie bei den Schwangerschaften

davor, bei denen ich in einer Eile hastig ein paar Sachen zusammengesucht hatte.

Jetzt allerdings wohnten wir eine Stunde entfernt von der Klinik. Bei den Großen betrug die Fahrtzeit 10 Minuten. Ein nicht zu unterschätzender Unterschied. Während des Klinikaufenthaltes lernte ich einige Frauen mit einer langen Wegstrecke kennen. Manche fuhren sogar über 2 Stunden. Das ist für diese Familien natürlich schwierig, da man so viel seltener Besuch bekommt und die Klinikzeit quasi alleine mit sich und seinen Gedanken und Ängsten verbringt. Ganz im Gegensatz zu dem Aufenthalt, als ich mit dem Großen die 10 Tage vor seiner Geburt in der Klinik lag: Jeden Tag kamen Kollegen aus der Klinik und Freunde vorbei. Zum Kaffeetrinken, zum Quatschen und manchmal haben sie mir ein leckeres Abendessen mitgebracht. Gut, die Schwangerschaftswoche war als solche auch nicht so eine „gefährliche“ und alles ein bisschen weniger angstbesetzt wie bei den anderen zwei Geburten. Es gab auch kein „hin und hergerissen sein“, da sich zu Hause eh keiner aufhielt. Mein Mann am Arbeiten, nach der Arbeit bei mir und dann schlafend im Bett. Den Haushalt machte er selbst, brachte mir Wäsche und was ich sonst benötigte, es vermisste mich keiner.

Ganz im Gegensatz zu später, wo Kinder da sind, die irgendwie betreut werden müssen. Mein Mann, mittlerweile mit einer eigenen Praxis selbständig, konnte nicht einfach zu Hause bleiben und sich Vollzeit um die Kinder kümmern.

3.) Der Klinikaufenthalt

Die Ankunft im Krankenhaus verlief wie immer. Kreißsaal suchen, Mutterpass zeigen, erklären, warum man denkt, man habe einen Blasensprung / Wehentätigkeit / Blutung. Und warten.

Da wir diesmal alles bereits besprochen hatten, die Aufnahme eigentlich in 2 Tagen stattfinden sollte, war wenigstens der Weg klar.

Nachts wollte die Ärztin noch keine Lungenreifung durchführen, was ich nicht ganz nachvollziehen konnte. Daher kam ich, nachdem Ultraschall und Abstrich gemacht waren, in ein großes Überwachungszimmer.

Privatsphäre ist in Krankenhäusern immer Mangelware. Mir blieb nicht einmal die Möglichkeit zu heulen, sondern ich lag bis morgens wach.

Am nächsten Morgen wurde sehr bald, noch vor Frühstück und Zähne putzen, ein CTG angelegt, bei dem die Herztöne nach kurzer Zeit dermaßen in den Keller gingen, dass sie mich schnell in den Kreißsaal fuhren.

Dort wurde ich gleich mit den Worten begrüßt: „Ist das die 25. Schwangerschaftswoche zur Notsectio?“ Ich verneinte vehement. Sofort legten die Hebammen ein weiteres CTG an, welches nun gute Herztöne zeigte.

Was für ein Schock am Morgen! Daher durfte ich den Kreißsaal zunächst nicht verlassen und wurde dort überwacht. Sie ließen mich weder essen noch trinken.

Man wusste schließlich nicht, ob ich nicht doch noch in den OP musste.

Nun bekam ich endlich die Lungenreifung, welche der Kleine dringend benötigte. Von ihr merkte ich nicht sonderlich viel, ganz im Gegensatz zum 2. Kind, bei dem ich sie nachts bekommen hatte. Die Lungenreifungsspritze beinhaltet ein Cortison, welches dazu führt, dass das Baby im Bauch Surfactant in seinen Lungen bildet. Dieser Stoff ist nötig, damit die Lungenbläschen nach der Geburt nicht zusammenfallen. Vor der 34. Schwangerschaftswoche ist der Surfactant nur in unzureichender Menge vorhanden und somit nennt man die Spritze auch „Lungenreifung". Diese Wirkung hält ungefähr 10 Tage an und wird nur gemacht, wenn in dieser Zeit mit einer Geburt zu rechnen ist. Da der eigene Cortisolspiegel morgens am höchsten und abends am niedrigsten ist, spürt man von den Nebenwirkungen, wird sie morgens gespritzt, weniger als abends oder nachts. Damals fühlte ich mich total aufgedreht, konnte nicht schlafen, hatte Herzrasen, einen roten Kopf und mir war total warm. Auch die Kindsbewegungen sind weniger, was ich persönlich total gruselig fand.

Normalerweise habe ich in den Schwangerschaften mit meinen Babys „gesprochen", sie auch mal angestupst. Immer kam gleich eine Reaktion zurück, welche mir viel Sicherheit gab.

Kindsbewegungen sind meiner Meinung nach das Allerschönste am Schwanger-Sein.

Das vermisste ich auch am meisten, als meine Kinder auf die Welt kamen. Wehmütig ist, glaube ich, ein gutes Wort, um das Gefühl zu beschreiben.
Nachdem die Herztöne dauerhaft gut blieben, durfte ich frühstücken, kurz aufstehen und als mich meine 3 mittags besuchten, wurde ich auf die Schwanger-Station verlegt.

Nun begann eine gewisse Routine: 3 Mal am Tag 1 Stunde lang ein CTG (bei den kleinsten Auffälligkeiten nochmals ein CTG), 1 Mal in der Woche einen Ultraschall zur Wachstumskontrolle, tägliche Blutabnahmen, Temperaturkontrollen, um nach Entzündungszeichen zu suchen und Visiten.
Ich versuchte, mich etwas häuslich einzurichten, durfte zum Glück aufstehen und hatte eine sehr nette Zimmernachbarin. Dieser Punkt ist nicht zu unterschätzen. Man verbringt schließlich den ganzen Tag miteinander und hat sehr viel Zeit, sich kennen zu lernen.
Als netteste Zeit am Tag empfand ich das gemeinsame Frühstück im Frühstücksraum auf der Station. Nach kurzer Zeit kennt man die ganzen „Lang-Lieger“ und jede Neue mit kleinem Bauch wird begrüßt mit: „Und, warum bist Du da?“ Die mit dem dicken Bauch braucht man nicht zu fragen, meistens eine Einleitung wegen Terminüberschreitung, und die hatten es ja gut. Die meistens Frauen kamen wie ich wegen den klassischen Gründen in die Klinik: Blutung, vorzeitiger Blasensprung, vorzeitige Wehentätigkeit, Cervixinsuffizienz,

Plazentaschwäche und erhöhter Blutdruck. Fast alle bekamen eine Lungenreifung und einen Wehenhemmer verabreicht. Darüber wurde sich morgens beim Frühstück ausgetauscht. Nach kurzer Zeit wussten einige, dass ich Frauenärztin bin. So fragten sie mich oft nach einem Rat oder einer Beurteilung eines Befundes. Ab und zu wurde mir auch morgens ein Handy-Foto vom aktuellen CTG gezeigt, dass ich doch bitte, bitte erklären sollte. Oder die Aussagen von der Visite wurden mir mitgeteilt, ebenso wie die Situation im Ultraschall, welchen die Ärzte machten.

Ich versuchte immer, ganz neutral zu antworten. Meine eigenen Geburten lagen schließlich 10 und 8,5 Jahre zurück, ebenso meine Zeit als Ärztin in der Klinik. Einige Dinge in der Betreuung und Behandlung macht man heute anders, ebenso gibt es Variationen von Krankenhaus zu Krankenhaus.

Manche Frauen ließen sich jedoch nicht so leicht zufriedenzustellen ... „Nun sag doch mal, bitte ehrlich!"

Anonym zu bleiben, das ging irgendwie nicht. Manchmal haben mich die Schwestern direkt so vorgestellt: „Das ist die Frau Doktor Sowieso, die ist Frauenärztin und hat schon 2 Frühchen. Die ist Profi und kennt sich aus. Wenn Sie also eine Frage haben ..." Und das sprach sich natürlich herum.

Selbstverständlich bin ich nicht auf die mir fremden Patientinnen zugegangen mit dem Satz: „Ich bin eine Frauenärztin, soll ich Sie beraten?!"

Wenn man Angst hat, dass ein Kind sehr früh zur Welt kommt, besucht ein Kinderarzt die Frauen, um Fragen zu klären und die weiteren Abläufe zu besprechen. Je nach Schwangerschaftswoche werden die verschiedenen Risiken angesprochen: Hirnblutungen, Darm- und Lungenproblemen sowie Infektionen, um nur einige zu nennen. Man durfte sich auch die Intensiv- und Frühchenstation ansehen, damit einem die Berührungsängste etwas genommen werden.
Mein Mann wollte nicht dorthin, wir kennen das ja, meinte er. Damit hatte er natürlich recht, und es hat sich in 10 Jahren auch nicht so viel geändert. Natürlich sieht es bei jeder Klinik etwas anders aus, aber die grundlegenden Dinge sind gleich. Je nach Zimmergröße liegen 2 bis 5 Frühchen drin, daneben hat jedes seinen eigenen Monitor, das Beatmungsgerät und Aufhängungen für Infusionen und Medikamente. Alles ist transparent, es gibt Glasscheiben, um von draußen reinzusehen. Meist sind keine Trennwände zwischen den Kindern. Oft sind die Inkubatoren abgedunkelt mit Tüchern, sodass die Kleinen nicht zu viele Reize von außen bekommen.

Auch in meinem Zimmer gab es keine Trennwand, alles war offen und ohne Privatsphäre. Das ist kein Problem, wenn man nur kurz in der Klinik liegt, aber bei mehreren Wochen?! Man ist selbst dann nicht allein, wenn die Zimmergenossin mal ausgeflogen ist. Es kommt permanent jemand herein, auch nachts: Schwestern,

Visite, Physiotherapeutin, Putzfrau und die Damen, die das Essen bringen und Schränke auffüllen. Es wird quasi ständig geklopft, oder auch nicht!
Ans Durchschlafen ist nicht zu denken. Selbst nachts werden CTGs geschrieben und Dinge gemessen, kontrolliert oder angehängt.
Beim Mittleren hatte ich mal ein denkwürdiges Gespräch: Ich stöhnte morgens, als die Schwester reinkam, dass ich schon wieder so schlecht geschlafen hätte und ständig wach wurde. (Ich meinte natürlich die Schwestern, welche alle Nase lang reinkamen und morgens um 5 Uhr schon Blut abnehmen wollten.) Daraufhin fragte sie mich glatt, ob ich nicht mal eine Valium Tablette haben möchte, um besser schlafen zu können?!
So unterschiedlich kann Wahrnehmung sein.

Meine Zimmernachbarin hatte mir ein paar Wochen voraus, die Lebensfähigkeit erreicht und sah einiges entspannter. Ähnlich wie ich beim ganz Großen damals. Mit viel Besuch, Kuchen und spazieren gehen im Garten. Wir Mädels auf Station, noch jenseits der 28. Schwangerschaftswoche, blieben noch sehr, sehr angespannt. Wir zählten noch jeden Tag und freuten uns jeden Morgen beim gemeinsamen Frühstück, wieder einen Tag geschafft zu haben.
Wenn eines der Mädels mal nicht erschien, wurde gleich nachgefragt, ob jemand weiß, was mit ihr oder dem Baby los sei. Manche durften, wenn sich die Situation stabilisierte, auch zwischendurch wieder nach Hau-

se – oder der nötige Kaiserschnitttermin wurde ausgemacht.

Als ich nach ein paar Tagen nachts Wehen bekam, wurde ich wieder einmal in den Kreißsaal gefahren und die Nacht über am CTG überwacht. Als ganz schlimme Stunden blieben sie mir im Gedächtnis, da ich nie wusste, ob in dieser Nacht die Schwangerschaft zu Ende sein würde oder nicht. Dreimal träumte ich, dass ich einen Notkaiserschnitt wegen einer vorzeitigen Plazentalösung bekäme, aber jedes Mal, wenn ich im Kreißsaal ankam, beruhigten mich daher alle: „So etwas passiert nicht so schnell!“
Ich hatte viel Angst, auch Angst davor, doch bei der Geburt zu sterben und meine Familie alleine zu lassen. Aus purem Egoismus, das Glück herausgefordert zu haben. Vielleicht sah ich die Dinge anders als meine „Mit-Schwangeren“. Schließlich kannte ich auch die medizinische Seite ... Und je mehr ich wusste, je mehr ich in meinem Beruf erlebt hatte, desto mehr dachte ich: „Bin ich froh, dass mir dies oder jenes nicht selbst passiert ist!“
Glücklicherweise beruhigten sich die Kontraktionen mit einem neuen Medikament wieder. Ich durfte gegen Mittag zurück ... auf ein anderes Zimmer! Mit einer anderen Patientin. Leider nicht so mein Fall und vom Typ ganz anders als ich. Mit ihr wurde ich irgendwie nicht warm.

Zumal sie die Tragweite dessen, was hier geschah, nicht verstanden hat oder auch nicht verstehen wollte.
Manchmal mag das ein Segen sein, nicht zu wissen, was auf einen zukommt und nur die Geschichten aus dem Fernsehen zu kennen: Hey, ein 450 Gramm-Frühchen kam auf die Welt, alles super! Logo, dass die keinen Bericht zeigen, in dem alles katastrophal verläuft!
Von daher habe ich ihr auch nichts weiter erklärt oder versucht, eine gewisse Einsicht zu wecken.
In einem Punkt bin ich als Frau und Ärztin total streng: Schwangere haben nicht zu rauchen!!! Das gefährdet das Baby! Wenn man es den Frauen mehrfach sagt und sie es trotzdem tun, werde ich sauer.
Ich habe in meinen Klinikaufenthalten viele rauchende Schwangere gesehen. Die meisten von ihnen, das weiß ich durch meinen Beruf, sind da, weil ihre Babys durch die Zigaretten nicht wachsen. Sie bekommen dann Infusionen, Medikamente, Untersuchungen und einen Klinikaufenthalt, damit doch noch etwas in den Zwerg reinkommt. Diese Frauen stehen dann rauchend vor der Klinik und erzählen beim Frühstücken, dass die Werte vom Baby so schlecht seien. Oder noch besser, sie sagen, dass sie im Garten frische Luft schnappen gingen, und wenn sie zurück sind, ist das Kind immer so aufgeregt von der „guten Luft“! Ne, ist klar ... und wer selbst mal so ein verhungertes Würmchen nach der Geburt gesehen hat, kann mich verstehen. Es sieht wie ein Greis aus!

In dem jetzigen Aufenthalt, der ja deutlich länger ging als bei den anderen Schwangerschaften (10 Tage und 3 Wochen damals), ist mir extrem aufgefallen, dass ich zwischen 2 Stühlen saß, hin- und hergerissen zwischen meinem Sein als Schwangere und dem als Ärztin. Natürlich wussten viele um mein fachliches Wissen und ich wurde oft medizinische Dinge gefragt. Auch die Ärzte sprachen ganz anders mit mir, eben wie mit einer Kollegin. Oft wollte ich nur schwanger sein und mir nicht noch Sorgen um andere machen. Wenn CTGs geschrieben wurden und der netten Zimmergenossin bewusst wurde, dass dieses jetzt nicht „so schön ist“, hieß es oft: „Hast du einen Tipp?“ Klar kann man ein paar Sachen versuchen: viel trinken, sich mal drehen, das Kind wecken und vieles mehr, aber ich habe immer darauf bestanden, dass sie den Schwestern Bescheid geben sollen, da ich nur eine Mitpatientin bin.

Blöder war es, wenn ich die Frauen frisch ins Zimmer gelegt bekam und nicht kannte. Um ja nicht irgendwas auf die CTGs äußern zu müssen, habe ich in diesen Situationen immer gesagt: „Ich mache mir jetzt Kopfhörer rein und höre Musik“ oder „Ich versuche mit Ohropax zu schlafen.“ Es kann echt gruselig sein, dieses langsame Took Tooook zu hören und nichts zu tun, sondern lediglich zu sagen: „Klingel mal schnell der Schwester.“

Daher habe ich oft gesagt: „Ich sehe und höre jetzt nichts!” Einfach, um nicht in einen Konflikt zu geraten.

Es gab aber auch ein paar Schwestern, die mich regelrecht angepflaumt haben: „Sie geht das gar nichts an.

Kümmern Sie sich um Ihre eigenen Dinge!" Als ob ich, wenn ich jemanden 5 Wochen kenne, fast den ganzen Tag sehe und auch mag, sage: „Von mir erfährst du nichts! Ich gebe dir keinen Tipp, frag die da!"

Viele Schwestern hingegen zeigten sich am Austausch interessiert und fragten, wie die Dinge anderswo gehandhabt werden und wie ich dies oder das sehe ... und die Tage können dort lang werden, die Nächte sowieso! So saßen viele Nachtschwestern bei mir und wir hatten viele tolle Gespräche.

Meinen Mann bat ich nach 3 Wochen, mir doch unsere kleine Espressomaschine vom Wohnwagen mitzubringen, denn der Kaffee im Krankenhaus ist leider nicht so gut ... Ich bin eine schreckliche Kaffee-Tante und die zwei Tassen, die ich mir in der Schwangerschaft gönnte, sollten wenigstens schmecken.
Tja, und so hatte ich nachts noch mehr Besuch von den Schwestern. „Frau Doktor, haben Sie nicht so eine tolle Kaffeemaschine da? Ehm ..." Natürlich bot ich ihnen welchen an.

Ansonsten versorgten mich mein Mann und meine Jungs mit allem Erdenklichen, was den Aufenthalt irgendwie verbessern konnte. Frisches Obst vom Bauern, unterwegs gekauft. Brötchen von Zuhause, Pizza oder einfach nur mit einem gemeinsamen Abendessen auf dem Balkon, so eine Art Familienzeit. Gestört hat mich da nur der lästige Infusionsständer mit einem viel zu kurzen Kabel oder Unterbrechungen wegen dem CTG. Typischerweise turnte der Kleine in diesen Momenten im Bauch meist aufgeregt herum, und die CTGs dauerten umso länger. Meine Jungs waren oft hin- und hergerissen zwischen bei der Mama sein und nach Hause wollen. Hierher mussten sie immer lange im Auto mitfahren, dann im kleinen Zimmer ohne Privatsphäre hocken, nicht spielen und toben können. Lieber wären sie zu Hause geblieben, hätten dann aber ein schlechtes Gewissen. Außerdem würde die Mama fehlen. Man sah ihnen diesen Zwiespalt an. Oft heulte ich, wenn sie mich zurückließen. Bei diesem weiten Weg konnten sie ja nicht jeden Tag kommen. Mein Mann musste schließlich arbeiten. Manchmal sahen wir uns erst nach 3 Tagen wieder. Bei Freunden meiner Familie die gleichen Umstände. 2 bis 3 Stunden mussten sie fahren, nur um mit mir einen Kaffee zu trinken. Dann konnten sie noch nicht einmal sicher zu sein, dass ich nicht am CTG hing oder mich im Kreißsaal befand. Also war ich viel allein mit mir und meinen Gedanken, und umso wichtiger empfand ich die Freundschaften, die dort entstanden sind.

Mein Mann und die Jungs haben es zu Hause super geregelt bekommen. Alles lief gut und hat die 3 noch enger aneinandergeschweißt. Am Anfang kam es ihnen noch etwas ungewohnt vor, und der Große rief mich oft

heimlich an: „Mama, die Oma und der Papa machen das soundso. Stimmt das? Ist das richtig?“
Diese Anrufe stellte er aber nach knapp 2 Wochen komplett ein.
Wir hatten beiden Jungs ein Handy besorgt, damit sie mich jeder Zeit anrufen können. Oft fand ich mein Konterfei stehend auf dem Esstisch wieder, von wo ich den Jungs eine Stunde bei den Hausaufgaben zuguckte!! Oder ich wurde zum Klären angerufen, wenn die Jungs sich gestritten hatten und nicht Oma fragen wollten.
Auch den 10. Geburtstag des Großen erlebte ich morgens per Bildtelefonie live, während er die Geschenke auspackte und die Kerzen ausblies.
Am Abend zuvor hatte ich meinen Mann noch genervt, wie er den Tisch zu decken hätte, damit es auch farblich passte!
In den ganzen 5 ½ Wochen war ich nur einmal ein paar Stunden zu Hause. Das geschah zur Kommunion der beiden. Ich hatte zuvor abgesprochen, dass ich an diesem Termin dabei sein durfte. Wobei ich sagen muss, dass ich in den Stunden zu Hause überhaupt nicht entspannen konnte. Ich freute mich sogar, anschließend wieder in der Klinik sein zu können. An diesem Tag zu Hause kam mir mein Bauch auch sehr gespannt und prall vor. Mit der Fruchtwassermenge ging es immer auf und ab. Ein paar Tage füllte der Bauch sich und ich sah richtig schwanger aus. Dann gab es durch die Spannung einige Wehen, das Fruchtwasser lief heraus und der Bauch ging wieder zurück.

Und da saß ich nun heulend in der Kirche, weil ich einerseits so ergriffen war und weil ich andererseits zu Gott betete, er möge mir den Kleinen doch jetzt nicht, so kurz vor knapp, nehmen!
Diese Gedanken belasteten mich sehr. Zu denken, ich habe es jetzt schon 3, 4, 8 Wochen geschafft, dann kommt er auf die Welt und stirbt mir doch.

Eigentlich hatte der Oberarzt anfangs mit mir besprochen, dass ich die ersten Wochen zu Hause verbringen darf. Wenn das Baby lebensfähig wäre, würde ich für 2 Wochen zur Lungenreifung ins Krankenhaus gehen. Anschließend, wenn es vertretbar wäre, sollte die Betreuung wieder ambulant von zu Hause aus erfolgen.
Was soll ich sagen, daraus wurde nichts. Immer, wirklich jedes Mal, wenn ich daran erinnerte, doch nochmal heim gehen zu dürfen, machte der Kleine irgendwelche Faxen. Blutungen, Wehen, Dauerkontraktionen oder Anstieg der Entzündungswerte.

Natürlich wusste ich, dass in dieser Schwangerschaft der Blasensprung so extrem früh stattgefunden hat und der Kleine viele Wochen mit wenig Fruchtwasser auskommen musste. Mir konnte niemand vor der Geburt sagen, wie sich seine Lunge wohl entwickeln würde und ob er später einmal selbständig atmen könnte. Daher reagierte ich hypersensibel auf Aussagen der Schwestern und Ärzte. Ich maß den Worten sicher mehr Bedeutung bei als nötig. So sagte eine Nachtschwester

mal: „Na hoffentlich kommt er mal von der Beatmung weg“, worüber ich tagelang grübelte.
Mein Kleiner, so ein zartestes Baby. Seine Brüder gehörten im Bauch eher zu den Großen, und durch den langen Blasensprung konnte er im Bauch nicht so gut wachsen. Auch sein Köpfchen sah länglich verformt aus. Außerdem hatte er eine angeborene Hüftluxation, sein größtes Handicap. Der Professor, der mich von Anfang an betreute, sagte: „Er wird wohl ziemlich verformt und mit Kontrakturen auf die Welt kommen und es wird ein ganzes Jahr dauern, bis er ganz ‚normal‘ aussieht.“
Ihm fehlte das Fruchtwasser als Pufferzone über so lange Zeit. So bereitete ich mich auf das Schlimmste vor. Ich hatte irgendwie im Kopf, dass er verquetscht aussehen und nicht dieses babyhaft Süße haben würde.

Zwischenzeitlich hatte ich wieder ein paar nette Mädels in meinem Zimmer. Meine erste Zimmergenossin lag, nachdem sie geboren hatte, erneut bei mir. Leider nur ein paar Tage, da es ihr gut ging und sie natürlich auch endlich zu ihrer Familie nach Hause wollte. Aber sie kam mich oft auf einen Kaffee besuchen, nachdem sie ihr Kind auf der Frühchen-Station besucht hatte. So bekam ich frühzeitig mit, wie es dort so zuging. Einmal ging ich mit ihr hoch auf die Station und es überraschte mich, wie voll, eng es war und was für ein Gewusel dort herrschte. In der Mitte gab es einen Bereich, wo gewickelt und versorgt wurde, von dort gingen auch die kleinen Zimmer ab. Bei meinem Großen und Mittleren

gab es damals größere Räume. Die Babys lagen nur zu zweit oder dritt, und man hatte keinen gemeinsamen Bereich. So bekamen die Mamas hingegen viel weniger Kontakt und kannten nur das Nachbars-Baby.
Nach ihr hatte ich wieder eine nette Nachbarin. Sie lag wie ich schon einige Wochen im Krankenhaus. Mit ihr hatte ich ausgemacht, dass sie zu mir „zieht", wenn es möglich sei. Auch diese Kombination erwies sich als super und wir haben viel zusammen erlebt. Entzündungswerte, die hoch und runter gingen, stundenlange CTGs, Männer, die Pizza und Leberkäs-Brötchen mitbrachten, und dann noch die Namensgebung ihres Kindes!
Den Namen unseres Kleinen hatten sich die Großen bereits in der 14. Woche, nachdem das Geschlecht bekannt wurde, überlegt und dann beschlossen. Tja, und dabei blieb es.
Bei den Großen waren wir damals echt „spät dran". Jedes Mal haben wir uns den Namen erst im Krankenhaus kurz vor der Entbindung überlegt.
Daher kam mir die ganze Situation so bekannt vor ...
Der Name des Kindes ist natürlich wichtig, man möchte auf keinen Fall „falsch" liegen oder schlecht gewählt haben.

Ihr Kind kam bald auf die Welt und so hatte ich auf ein Neues eine Wöchnerin bei mir liegen, deren Tagesablauf ganz anders ist als der einer Schwangeren.

Bei den Schwangeren sind es quasi die vielen CTGs, die den Tag gliedern. Ab und zu gibt es etwas zu Essen und es findet eine Visite statt.
Die Wöchnerinnen sind viel unterwegs, möchten bei ihren Kindern sein. Und dann wollen auch noch so viele Personen etwas von einem: Standesbeamte, Physiotherapeuten, Stillberaterinnen, Kinderärzte, um nur einige zu nennen.
Da man sein Kind schließlich nicht bei sich hat, muss die Muttermilch per Pumpe raus, mit dem Fläschchen rüber auf die Intensivstation und dann mittels Sonde rein ins Kind.
Ein ziemlich großer Aufwand für etwas, was die Natur so bequem und kuschelig für uns eingerichtet hat: Das Stillen!
Das Stillen ist das Beste für Mutter und Kind, für Frühchen sowieso! Perfekt angepasst, auf die jeweiligen Bedürfnisse zugeschnitten und immer da – wenn es klappt.
Viele Frauen sind am Anfang total gehemmt gegenüber der Pumpe. Das kommt durch das Aussehen, die Geräusche, dieses maschinelle Saugen. Absolut unsexy! Man kommt sich wie eine kleine Milchkuh vor.
Tja, und wenn dann noch die Stillberaterin kommt, einem unsensibel das Oberteil runterzieht, die Brust ohne zu fragen in die Hand nimmt und drückt, um zu sehen, ob schon Milch kommt, ist es ganz vorbei. Da frage ich mich schon, ob man eigentlich abgeschreckt werden soll?! Auch hier: Privatsphäre? – Fehl am Platz!

Ein Paravent wäre echt angebracht. Natürlich gibt es von Klinik zu Klinik gewisse Unterschiede, aber manches könnte man besser machen.
Beim Großen, der eines Abends das Licht der Welt erblickte, wurde ich erst am nächsten Morgen, 12 Stunden später, an die „Pumperei" herangeführt. Immerhin war ich nach der Spontangeburt fit, konnte in das Stations-Pumpzimmer / Milchküche gehen und dort pumpen. Das geschieht dann deutlich diskreter als im Patientenzimmer. Aber leider ist es nicht vergleichbar mit einem direkten Anlegen nach der Geburt, um den Milchfluss in Gang zu bringen.
Beim Mittlerem, er kam eines Nachts um 3 Uhr zu Welt, hatte ich deutlich mehr Erfahrung, ließ mir die Pumpe morgens um 7 Uhr bringen und fing gleich an zu pumpen. Ich konnte, da es das 2. Kind war, gleich ein paar Milliliter gewinnen und zu ihm bringen.
Nach über einem Jahr Still- und 3 Wochen Pumpzeit beim Großen kam ich mir routiniert und „hemmungslos" vor. Ich drehte mich grundsätzlich weg von der Zimmertür und hatte eine große Mullwindel übergeworfen. In den Pumpzimmern auf der Intensiv- und Frühchenstation saßen die Frauen eh unter sich, irgendwann kannte man alle.

Nachdem die Stillberaterin, heute auch Lakatationsberaterin genannt, einem alles gezeigt hat, kamen die Schwestern regelmäßig, um Pump-Stillzeiten und Milchmengen zu kontrollieren. Heute, 10 Jahre nach

meiner ersten Geburt, kommt mir alles viel strenger und dogmatischer mit der „Stillerei“ vor. Bitte verstehen Sie mich nicht falsch, ich bin eine absolute und überzeugte „Muttermilch-Bar“. Ich finde, es gibt nichts Besseres für ein Baby, als Muttermilch zu bekommen, was aber teilweise heute veranstaltet wird, schreckt Frauen oft ab. Als ob es keinen Alternativweg oder einen persönlichen Spielraum gäbe. Es gibt Pläne, wann und wie lange gepumpt werden muss. Man soll sich noch rechtfertigen, warum man nachts lieber mal geschlafen hat, als um 3 Uhr Milch zu pumpen. Das hat sich in den letzten Jahren deutlich verschärft und ist mir auch in der Praxis durchaus mitgeteilt worden. Es gibt Frauen, die lieber gar nicht stillen, als sich rechtfertigen müssen, warum sie stillen und ab und zu ein Fläschchen geben. Nämlich, damit man das Kind vielleicht mal 3 Stunden bei Oma oder Papa lassen kann. Diesen Frauen wird gar nicht die Möglichkeit der Zwiemilch erklärt. Als ob es nur ganz oder gar nicht gäbe, und wehe, „gar nicht“ wird gewählt.
Lieber mal die Frauen unterstützen, Hilfe anbieten und für Intimität sorgen!

Beim 2. Kind musste ich sehr lange pumpen, da er 8,5 Wochen im Krankenhaus lag (für die frühe Woche allerdings super). Zu Hause brauchte er dann noch circa 4 Wochen, um voll gestillt zu sein. Das waren harte 3 Monate! Und dazu hatte ich auch mein 19 Monate altes Kleinkind zu versorgen. Damals beschloss ich für mich,

wenn er es nicht bis zu seinem errechneten Entbindungstermin schafft, höre ich auf. Wiegen, stillen, wiegen, noch ein Fläschchen nachfüttern, dann abpumpen ... Das ist sehr zeitaufwendig und zehrend, vor allem nachts. Zum Glück hat er es plötzlich geschafft, die kompletten Milchmahlzeiten an der Brust zu trinken. Wir konnten die Flaschen endlich wegräumen, und er wurde dann doch noch 12 Monate gestillt.
Und so soll Stillen sein: entspannt und eine Bereicherung, nicht Last.

Bei ihm habe ich im Krankenhaus auch Muttermilch gespendet, eher zufällig als geplant. Der Mittlere hatte die ganze Zeit denselben Zimmergenossen, und wir Mütter kamen gleich zu Beginn ins Gespräch. Nach ein paar Tagen meinte sie, es klappe beim Pumpen nicht, es käme so wenig raus. Ich gab ihr ein paar Tipps, sagte lax und im Spaß: „Du kannst gerne Milch von mir haben, ich habe so viel und er braucht das gar nicht alles!" Und sie sagte doch tatsächlich: „Echt? Super! Ich frag mal die Ärzte." Wir hatten einen betreuenden Arzt, der aus den alten Bundesländern kam, in welchen es noch Milchbanken für Frühchen gab. Was soll ich sagen, er war begeistert! Ihr Sohn vertrug die künstliche Anfangsmilch nicht, und meine Muttermilch bot eine gute Alternativ. Selbstverständlich wird die Milch von Müttern, die ihre Frühchen versorgen, gut untersucht und in manchen Fällen auch pasteurisiert, sodass nichts passieren kann.

Heute ist die Muttermilch-Forschung noch viel weiter. Von den langkettigen, ungesättigten Fettsäuren, die sehr gut für die Hirnentwicklung sind, weiß man schon länger. Es gibt auch Prebiotika, die eine wichtige Rolle im Aufbau der kindlichen Darmflora spielen. Mittlerweile sind noch weitere positive Aspekte hinzugekommen: Ist ein Säugling krank, befinden sich viel mehr Abwehrzellen als sonst in der Muttermilch. Außerdem kann sie die Abschwächung oder Verhinderung von Allergien leisten, da sie das Immunsystem trainiert. Noch dazu kommt, dass sich die Milch sogar an das kindliche Geschlecht und das Alter des Babys anpasst.

Meinen Zimmergenossinnen erzählte ich natürlich von meinen Erfahrungen bezüglich Stillen und Pumpen. Der Mittlere hatte die ganze Zeit denselben Zimmergenossen und wir Mütter kamen gleich zu Beginn ins Gespräch.

Immer wieder kam auch meine Tätigkeit als „Frauenärztin" ins Spiel. Viele der Schwangeren, welche ich vom Anfang des Aufenthaltes kannte, hatten zwischenzeitlich geboren und ich musste ab und zu Kaiserschnittnarben anschauen oder Tipps zur Rückbildung geben.

Meine dritte „Mitbewohnerin", mit der ich die meiste gemeinsame Zeit im Krankenhaus verbrachte, wurde nun auch entlassen.

Selbst Kaiserschnittmütter mussten nach kurzer Zeit gehen. Es ist nicht mehr wie früher, als ich anfing zu

arbeiten, denn da blieben die Wöchnerinnen 5 bis 7 Tage.
Ebenso wie meine erste „Mitbewohnerin“ kam sie häufig auf einen Besuch vorbei. Man bekam auf diese Weise mit, wie die Belegung der Intensivstation derzeit aussah und wer noch entbunden hatte.
Selbstverständlich durften uns die Krankenhausangestellten nichts über andere Patientinnen sagen, aber wenn man manche Frauen plötzlich nicht mehr sah, machte man sich doch Sorgen. Beim Frühstück hatte man noch über ein eingeschränktes CTG oder einen schlechten Doppler gesprochen, sich mittags nicht mehr auf der Station gesehen, aber abends sah man den Mann blass vor der Tür zur Intensivstation warten.

Wenn es noch ein paar Fragen gab und die Zeit es zuließ, kamen die Kinderärzte auf Wunsch vorbei. Dies habe ich nach 3 Wochen Klinikaufenthalt noch einmal in Anspruch genommen. Jetzt sprachen wir ja über eine völlig andere Situation. 3 Wochen sind in diesem Zeitraum Welten und jeder weitere Tag zählt.

Zu dieser Zeit kam meine mittlerweile vierte Mitbewohnerin zu mir aufs Zimmer. Wir kannten uns schon und hatten ausgemacht, dass wir uns ein Zimmer teilen würden, wenn es möglich wäre. Wie gesagt, es ist echt schön, wenn es passt und man sich gut versteht. Auch wir hatten viel zu bequatschen, genossen den Kaffee auf unserem Balkon in der Sonne und versuchten, das

Beste aus dieser Situation herauszuholen. Die Trennung von meinen Lieben dauerte nun schon fast 4 Wochen und ich vermisste sie und unser Zuhause so sehr. Da der Kleine weiterhin Faxen machte, traute sich keiner, mich nochmal nach Hause zu lassen. Ich bekam eine erneute Lungenreifung, da der Benefit der ersten bereits verflogen war. Auch hier wurde ich im Kreißsaal überwacht und fühlte mich noch mehr eingeschränkt und beobachtet. Diese Situation fand ich persönlich als sehr unangenehm. Die Fremdbestimmung, nicht selbst für seinen Körper verantwortlich sein, zu tun, was andere von einem verlangen, gefiel mir nicht. Man ist nur noch Bauch, Blut und Muttermund!
Natürlich geschieht alles zum Wohl des Kindes, aber so gar nichts mehr zu sagen haben, wo man so selbstständig, organisiert und einfach schon lange erwachsen ist, ist merkwürdig.
Bei der Geburt des Mittleren hatte man zunächst noch versucht, die Wehen zu stoppen. Die Ärztin befahl mir daher, eine Tablette Valium zu schlucken und anschließend den Mund aufzumachen, um zu zeigen, dass ich sie wirklich genommen habe. Absolut grenzüberschreitend!

Mein Mann versuchte immer wieder, mich zu beschwichtigen: „Schau doch, wie weit wir schon gekommen sind“, „Es gibt doch Schlimmeres“ und „Das ist jetzt so, da müssen wir durch.“

Natürlich gab es Schlimmeres, Babys die gerade mit 24+1 geboren werden oder ganz Kleine mit knapp 500 Gramm oder ein Frühchen, welches gleich operiert werden muss. Trotzdem kostete es mich manchmal Überwindung, die Dinge so zu akzeptieren, wie sie waren, meine eigene Meinung hintanzustellen und einfach die Klappe zu halten.
Als wir den „Geburtstag" des Mittleren erreicht hatten, kam doch ein bisschen Ruhe in mich, wenn auch nicht viel. Die „magische 28. Schwangerschaftswoche" war bald vollendet und darüber freuten sich auch die Kinderärzte. Manche Risiken, die Frühgeborene mit sich bringen, sind nach der 28+0 deutlich weniger – und alles über 30+0 ist natürlich super!
Und so feierten mein Mann und ich ganz bewusst diesen Tag. Das Erreichen der 27+5 Schwangerschaftswoche machte mich total stolz. Wenigstens wird er nicht der Kleinste / Frühste sein, und den Mittleren haben wir ja auch gut „groß" bekommen.

Auch meine vierte Mitbewohnerin entband kurz darauf und wieder hatte ich eine Wöchnerin bei mir. Pumpen, Rückbildungsgymnastik, Papierkram. Wenigstens wusste ich so, was auf mich zukäme. Nur wann?!? Es lag schon 10 Wochen zurück, seitdem die Fruchtblase gesprungen war. Ich bekam immer mehr Wehen, wohl durch die Druckschwankungen ausgelöst. Einmal nachts ließ ich mich in den Kreißsaal bringen, da die Wehen so schmerzhaft wurden, dass ich sie veratmen musste.

Zunächst wollte ich nicht meinen Mann anrufen. Nachts: Kinder allein lassen, Oma holen und dann noch so weit fahren … Aber irgendwie wurden die Wehen doch mehr und mehr. Man hatte sich daraufhin geeinigt, dass ich das Kind, wenn die Herztöne stabil blieben, spontan auf die Welt bringen könnte. Es kam, wie es kommen musste: Als mein Mann eintraf, ließen die Wehen nach. Als ob das Baby nur den Ernstfall geprobt hätte! Nach ein paar Stunden wurde ich zurück auf Station gebracht, und da lag Mitbewohnerin Nummer fünf!

Mein Entzündungswert schwankte mittlerweile. Anfangs war er niedrig gewesen und ich musste nur direkt nach dem Blasensprung ein paar Tage Antibiotika einnehmen. In der Klinik bekam ich die Antibiotika je nach Wert. Ein ständiges An- und Absetzen.

Ich habe eine Penicillin-Allergie und so gab es keine große Anzahl an Medikamenten, die ich in der Schwangerschaft einnehmen konnte. Daher hatten sich die Ärzte darauf geeinigt, dass das Baby bei einem Anstieg der Entzündungswerte jetzt auf die Welt kommen darf und man die Wehen nicht mehr bremsen würde.

Das war für mich völlig okay. Es stellte einen gewissen „Fahrplan“ dar und ich dachte mir, allzu lange wird es sowieso nicht mehr gehen.

Nur hoffte ich, der Kleine würde nicht am Geburtstag des Großen auf die Welt kommen, welcher in ein paar Tagen anstünde.

Da ich nicht nach Hause durfte, planten wir, den Geburtstag bei mir im Krankenhaus auf dem Balkon zu feiern. Wir feierten ihn wie immer: die ganze Familie anwesend inklusive der Prinzregenten-Torte, die Oma und Opa aus dem Badischen mitbringen mussten. Viele Luftballons hingen am Geländer, der Tisch sah schön gedeckt aus und die Sonne schien.
Leider verhielt sich mein Mann etwas angesäuert, weil die Ärzte sich nicht trauten, mich für den Geburtstag zu beurlauben, und ich nicht dem Mumm hatte, mich durchzusetzen. Mir war flau, ich hatte eine merkwürdige Unruhe im Bauch und kein gutes Gefühl, die Klinik zu verlassen.
Als sie abends alle heim gingen, blieb ich alleine zurück. Die Kinder meiner Mitbewohnerin hatten sich prompt den Geburtstag des Großen ausgesucht, um auf die Welt zu kommen, so hatte ich in dieser Nacht das Zimmer für mich.
Zu Mitternacht freute ich mich, dass sich der Kleine definitiv nicht den Geburtstag des großen Bruders ausgesucht hatte!
Am nächsten Morgen spielte sich bei Wöchnerin Nummer 5 dieselbe Routine ab: Pumpen, Stillberatung, Rückbildung … Ich hatte mich immer gefragt, warum meine ehemaligen Zimmernachbarinnen so wenig Zeit auf der Intensivstation verbrachten, langsam schwante mir etwas: Sie haben keine Zeit! Permanent kommt einer und will was! Falls man nicht da ist, bekommt man einen Zettel, wann man bitteschön im Zimmer zu

sein hat. Außerdem lag man im Wochenbett, hatte einen Kaiserschnitt gehabt und sollte sich erholen.
Der ganze Tag kam mir komisch vor. Ich träumte nochmals von der Notsectio mit Plazentalösung, hatte tagsüber immer wieder Wehen und Schmerzen, die ins Bein ausstrahlten. Es sind wohl die Bänder, vermutete man. Ach, keine Ahnung!?!
Nachts wurden die Wehen stärker. Ich ahnte, dass meine Tage als Schwangere zu Ende gingen. Die zuständige Ärztin, die nachts Dienst hatte, wollte die Wehen nochmals bremsen und verabreichte mir doch glatt einen Wehenhemmer! Das konnte ich überhaupt nicht nachvollziehen, da ich mit den Ärzten vereinbart hatte, dass der Kleine bei erneuter Wehentätigkeit kommen darf. Noch dazu kam, dass sich meine Entzündungswerte etwas gesteigert hatten und ich wieder Antibiotika einnahm. Sie ließ lediglich ausrichten, so hoch seien sie nicht und er soll noch nicht kommen.
Dieses Vorgehen von ihr konnte ich überhaupt nicht verstehen. Waren die Intensivstation oder der Kreißsaal voll? Oder wollte sie selbst mich nachts nicht im Kreißsaal haben?!?
Die Wehen beruhigten sich langsam, verschwanden bis zum Morgen, nur der Schmerz, der blieb. Morgens, als die Frühschicht der Schwestern reinkam, tat ich meinen Unmut kund. Sie zeigte Verständnis und eher eine Verwunderung darüber, dass ich die Tablette akzeptiert hatte. Eine andere Hebamme der Station prophezeite mir schon vor Wochen meinen Entbindungstermin und

dieser wäre morgen, am 17. Juni. Bei meinen Zimmergenossinnen lag sie oft richtig … und so war ich durchaus gespannt.
Den Tag verbrachte ich im Bett, las, bekam reichlich CTGs. Ich hatte mit meinem Mann vereinbart, dass meine Familie am späten Nachmittag kommen würde. Durch die Ferien wollten sie es zu Hause gemütlich angehen.

4.) Die Geburt

Vor dem Mittagessen war wieder ein CTG angesagt, 1 Stunde lang, da ich nachts Wehen gehabt hatte. Dieses fand die Schwester absolut zufriedenstellend, daher fragte ich sie, ob ich jetzt mein Mittagessen zu mir nehmen könnte. Also aß ich meine Maultaschen, die ich wohl nie wieder vergessen werde, auf dem Balkon. Nach dem Essen beschloss ich zu duschen. Da ich ja nachts kaum geschlafen hatte, hoffte ich, das würde mich wieder fit machen.

Beim Abtrocknen wurde mir plötzlich flau, leicht schlecht und irgendwie komisch im Bauch. Da sah ich, dass mir Blut an den Beinen runterlief. Ich wusste, das ist jetzt nicht so eine kleine, unbedeutende Blutung wie sonst.

Ich klingelte sofort nach einer Schwester. Sie kam gleich, um ein CTG anzulegen. Ich äußerte ihr gegenüber meine Vermutung, dass dies jetzt meine befürchtete Plazentalösung sei, da auch der Herzschlag des Kleinen ganz schnell war. Es blutete weiter. Ich drängte sie, mich in den Kreißsaal zu bringen, da ich große Angst um mein Kind hatte. Sie rief noch eine weitere Hebamme hinzu, aber das CTG blieb weiterhin schlecht, sodass sie mich gemeinsam in den Kreißsaal fuhren. Da zu der Zeit so eine Hitze herrschte, standen alle Türen der Patientenzimmer offen und viele guckten raus, was auf dem Flur los passierte.

Es geschah fast wie in meinen Träumen, nur dass ich da zu Fuß in den Kreißsaal gelaufen bin und gerufen habe: „Holt mein Kind da raus, er ist soweit!" Im Kreißsaal angekommen, äußerte ich erneut meine Vermutung, dass dies jetzt die befürchtete vorzeitige Plazentalösung sei. Die zuständigen Kreißsaal-Ärzte machten einen Ultraschall, hörten nochmals die Herztöne ab. Jetzt war die Frequenz eher langsam, sie besprachen sich. Sie fragten mich nochmals nach Wehen, nach dem CTG davor und nach Schmerzen. Ich antwortete, dass ich Schmerzen im Bauch hätte, allerdings noch erträglich, aber dass ich auch eine partielle, vorzeitige Plazentalösung beim Mittleren gehabt hatte. Ich sagte nochmals eindringlich: „Die Herztöne sind schlecht, es blutet. Was soll es denn außer einer Plazentalösung sein!?" und „Er ist jetzt soweit!" Ich hatte so viel Angst! Angst um den Kleinen. Dass er, wenn sie nicht schnell machten, verbluten würde. Auch Angst um mich. Da sprach die hinzugezogene Oberärztin, welche ich nicht kannte, die erlösenden Worte: „Dann machen wir jetzt eine Notsectio mit Vollnarkose!" Zum Glück hatte ich mein Handy mitgenommen, drückte es einer Schwester in die Hand und sagte: „Bitte rufen Sie meinen Mann an und sagen Sie ihm Bescheid."

Man fuhr mich schnell in den OP, stellte mir Fragen über das Schwangerschaftsalter, Geburten und Operationen davor. Zu meinem Gewicht und Allergien. Parallel hantierten fremde Personen an mir herum. Sie desinfizierten meinen Bauch, meinen Genitalbereich, legten mir einen Blasenkatheter und hielten mir eine Maske mit Gas vors Gesicht. Sie sprachen auf mich ein, versuchten mich zu beruhigen und hörten erneut die Herztöne des Babys ab. Dann legten sie mir eine Kanüle und deckten mich und damit den OP-Bereich steril ab. Durch das Tuch hörte ich noch, wie jemand sagte: „Die Kinderärzte sind jetzt da." Und dann weiß ich nichts mehr ...

Die Sonne schien, ich hörte das Meer rauschen. Die Füße im Sand, befand ich mich auf einer wunderschönen Insel ... und plötzlich ... Notsectio!!! Frühchen! Blutung! Mein Kind! Ich bin operiert worden! Wie Blitze hagelten diese Bruchstücke von Gedanken und Erinnerungen auf mich ein ... Alles war wieder da!!! Eben noch hatte ich einen schönen Traum dank der Narkose-Medikamente gehabt und jetzt Schmerzen. Der Bauch tat mir so weh. Wieder spürte ich fremde Hände, die an der Naht herumdrückten, Stimmen, die befahlen: „Finger weg!" Ich lag im Aufwachraum. Müde, durcheinander, ich konnte nicht sprechen. Alles kam mir so schwer vor.

Meinen Mann hatte man angerufen, ihm aber gesagt, dass er es sowieso nicht rechtzeitig schaffen würde und er lieber gleich langsam fahren sollte. Er kam mit den Jungs und der Oma, denn er wollte die Großen in so einer Situation nicht allein zu Hause lassen. Außerdem wusste er, dass sie nicht auf die Intensivstation durften. So konnte Oma auf sie aufpassen.

Meine Erinnerung an die Zeit nach dem Eingriff ist lückenhaft. Amnesie, hervorgerufen durch Medikamente, Stress, Trauma oder „nur" Angst und Verdrängung als Ursache. Auch meinem Mann, den Jungs und den Omas ging es so. Gemeinsam haben wir versucht, den „Geburtsmittag" und die Zeit danach zu rekapitulieren, aber jedem fielen nur Bruchstücke ein.

Irgendwann fuhren sie mich zur Überwachung in den Kreißsaal. Mein Mann stand bei mir am Bett und erzählte, dass der Kleine lebt, aber alle noch ziemlich mit ihm beschäftigt wären. Schließlich durfte er zum Kleinen und sah zu, wie die Ärzte noch Katheter legten, Schläuche anschlossen, Blutdruck und Beatmung kontrollierten. Irgendwie war wohl jeder dabei gewesen. Alle, die ich später im Kreißsaal und auf Station traf, berichteten mir etwas von der Geburt.

Wie gesagt, meine Erinnerung ist sehr lückenhaft. Ich weiß gar nicht mehr, ob ich meine Kinder oder die Oma gesehen hatte. Mein Mann kam später wieder zu mir und zeigte das erste Foto, welches er von dem Kleinen gemacht hatte. Natürlich fragte ich ihn nach dem „Verquetscht-Sein", ob er denn arge Kontrakturen hätte oder doch wie ein Baby, welches nur zu früh geboren wurde, aussah?! Er meinte nur: „Er sieht süß aus!" Allerdings hatte er ein Ohranhängsel und ein kleines Hautanhängsel an der Wange sowie die furchtbar schlimme Hüfte rechts. Dieses Beinchen stand ab wie ein Yoga-Bein, saß oberhalb der Hüfte und zeigte in einem merkwürdigen Winkel nach oben. Die Kinderärzte mussten ihn erstmal entfalten, nachdem sie ihn während der Sectio von den Gynäkologen im Beutel bekommen hatten.

Nachdem die Überwachung im Kreißsaal abgeschlossen war, kam ich wieder auf mein Zimmer auf der Frauenstation. Mir ging es noch schlecht, da ich direkt vor der Operation gegessen und dann eine Vollnarkose gehabt hatte. Ich spürte die Schmerzen an der Naht und durch die Medikamente fühlte ich mich zusätzlich schwindelig. Zum Glück fühlte ich mich jetzt nicht mehr so benommen und döste nicht ständig ein.
Auf einmal betrat der leitende Oberarzt das Zimmer. In diesem Augenblick ist mir das Gesicht entgleist und ich dachte nur: „Jetzt ist er gestorben." Nämlich nie, niemals kam ein Kinderarzt nach den Kaiserschnitten ins Zimmer der Patientinnen, um etwas zu berichten. Also ging ich davon aus, dass er keine guten Nachrichten hätte. Hinter ihm betrat mein Mann das Zimmer, sah mein Gesicht, welches wohl Bände sprach, und reckte schnell den Daumen hoch. Okay, dachte ich, es kann nicht so schlimm sein. Der Oberarzt erzählte mir vom Kleinen, und ich fragte ihn: „Er ist nicht gestorben, oder?" Nein, er lebte. Allerdings sei er schwer krank.

Die Lunge mache Probleme und er habe alle Medikamente benötigt, die es gäbe. Als er mich fragte, ob ich gerne zu ihm gehen würde, lautete meine Antwort: „Klar!“ Aber ich kam nicht hoch! Mein Kreislauf befand sich so im Keller, dass ich mich nicht mal im Bett aufsetzen, geschweige denn aufstehen oder rüber in den Rollstuhl bewegen konnte.

Ich konnte nicht zu meinem Kind!!!

Jetzt war er da und mir ging es schlecht und ich fühlte mich so schwindelig, dass ich nur liegen und ihn nicht einmal sehen konnte! Ich war so enttäuscht von mir und traurig. Ich hatte ein schlechtes Gewissen, ihn auch noch allein zu lassen. Der Oberarzt beruhigte mich jedoch und meinte, meine Aufgabe wäre es jetzt, Muttermilch abzupumpen. Das Wichtigste sei, meinem Kleinen meine Milch zu bringen. Okay, dachte ich, das kann ich zufällig. Pumpen ist kein Problem, das geht auch liegend. Beim ersten Mal kommt meistens sogar etwas Milch, die in der Schwangerschaft bereits gebildet wurde.

Ich ließ mir die Pumpe bringen und es kamen gleich 15 ml, genug für die ersten Mahlzeiten des Kleinen. Die Frühchen bekommen am Anfang 12 Mal 2 ml. Das würde ihm sogar für die ganze Nacht reichen! Mein Mann brachte es sofort rüber zu ihm auf die Intensivstation, wo er gleich etwas sondiert bekam. Anschließend ging er mit unseren großen Jungs nach Hause. Ein langer und aufregender Tag lag hinter uns.

Die Nacht verlief unruhig. Mir wurde noch ein Medikament für die Nachwehen verabreicht, damit sich die Gebärmutter auch gut zusammenzieht. Leider werden die Nachwehen von Kind zu Kind heftiger. Und so zog es ordentlich.
Am nächsten Tag, ein Samstag, wurde mir plötzlich bewusst, dass meine Tage im Krankenhaus gezählt waren! Meist ging man 4 Tage nach dem Eingriff heim und das würde ja bedeuten: Ich wäre bald zu Hause bei meinen Lieben, aber auch ganz weit weg vom Kleinen. Hin- und hergerissen. Zwei Welten.

Am nächsten Morgen wurde mir mein Katheter gezogen, die Infusion fast beendet, nur die Antibiotika musste ich weiter nehmen. Die Schwestern gaben mir noch das übliche Equipment für meinen ersten Tag als Wöchnerin: riesige Binden (der Wochenfluss ist zwar weniger als bei einer spontanen Geburt, aber eben doch mehr als so ein bisschen „Periode“), eine Kanne zum Abspülen und Tabletten gegen diesen schrecklichen Blähbauch, leider auch eine Nachwirkung der Operation und der Narkose. Das Aufstehen klappte schon ganz gut und wenn man muss, weil das Kind eben 50 Meter entfernt auf Intensiv liegt, geht das auch. Beim Mittleren habe ich mir 6 Stunden nach der Sectio den Blasenkatether ziehen lassen und bin auf die Intensiv marschiert, zwar etwas wackelig und mit zusammen gebissenen Zähnen, aber es musste sein!!!

Also zog ich mir etwas Bequemes an. Die Schwangerschafts- oder Yoga-Hosen aus Sweat mit breitem Bund eignen sich dafür sehr gut und wenn Taschen vorhanden sind, kann man eventuelle Drainagen gut darin verstauen. Ich trug auch weiterhin meine Kompressions-Strümpfe, die ich in der Schwangerschaft bekommen hatte, weil ich unter Kreislaufproblemen litt.
Noch dazu kam, dass ich durch die vorzeitige Plazentalösung viel Blut verloren und sich dadurch ziemliche Ödeme in den Beinen angesammelt hatten. Daher empfand ich das Tragen der Strümpfe als angenehm.

Jetzt, nach der Geburt, geschieht eine sehr große Hormonumstellung durch den Verlust der Plazenta und den Beginn des Stillens, so dass man viel Wasser verliert. Nachts schwitzt man so sehr, dass man sich ständig umziehen muss und einen kleinen Vorgeschmack auf die Wechseljahre bekommt. Tagsüber kommt man nicht von der Toilette runter. Viele Frauen, die ich bei ihren Geburten betreut hatte, erkannte ich oft am nächsten Tag auf Station nicht wieder. Hier hilft nur regelmäßig umziehen und weiter trinken, um genug Flüssigkeit fürs Stillen zu haben. Die Hormonumstellung bringt auch die leidigen Baby-Blues mit sich. Heultage, welche uns passenderweise am 3. und 4. Tag nach der Geburt, zeitgleich mit dem Milcheinschuss, erwischen!

Noch war davon zum Glück nichts in Sicht. Ich frühstückte etwas mehr, da ich ja seit den verhängnisvollen

Maultaschen von gestern nichts mehr gegessen hatte. Die „Nahrungsaufnahme“ ist echt nicht zu unterschätzen. Gerade Jungmütter neigen dazu, schlichtweg zu vergessen, dass es Essen und Trinken gibt! Mir ging es beim Großen auch so, und ich wunderte mich so einige Male, warum mir flau wurde. Man benötigt durchs Stillen eine ganze Mahlzeit mehr, was sich am leichtesten mit Brot und Müsli zwischendurch handhaben lässt. Das Frühstück ist für mich sowieso die liebste Mahlzeit. Es ist viel gemütlicher als abends, da die Kleinen dann oft knatschig sind, und man kann schön gemeinsam essen.

Wie auch bei den beiden Großen trödelte ich extra etwas herum, da ich mich nicht so ganz traute, auf die Intensivstation zu gehen. Man weiß schließlich nicht, was einen dort erwartet: wie das eigene Kind aussieht, ob man es „erkennt“, was die Ärzte für Neuigkeiten haben und dass es dann wirklich „wahr ist“.

Irgendwann konnte ich es nicht länger hinauszögern und ließ mich mit dem Rollstuhl rüberfahren.

5.) Auf der Intensivstation

Die Intensivstation ist nicht frei zugänglich wie andere Stationen. Man muss klingeln und sich anmelden, um hereingelassen zu werden. Die Schwester fuhr mich bis in das Zimmer vom Kleinen. Er lag im ersten Zimmer links und sein Inkubator befand sich ganz rechts. Ich stand auf und ging zu ihm. So ein kleines Baby, so viele Kabel und Monitore drumherum! So zart und zerbrechlich. Ich schaute ihn ganz genau an, versuchte Ähnlichkeiten mit seinen Brüdern zu finden, eine Verbindung, ein Erkennen ... Und dann sah ich seine Füßchen: genau wie die seiner Brüder! Genau die gleichen Füße! Die Zehen mit der großen Lücke zwischen dem ersten und zweiten Zeh. Wie meine Mama und ich. Erblich.

Das Ohranhängsel und das an der Wange sah ich auch. Das an der Wange verfärbte sich bereits bläulich, ein Zeichen dafür, dass es wohl absterben würde.

Dann betrat die zuständige Kinderärztin den Raum, um mich über den Stand der Dinge zu informieren: „Das Ohranhängsel und jenes an der Wange haben Sie ja bereits gesehen. Das kann ein Zeichen eines genetischen Fehlers sein. Dann kommt noch hinzu, dass er so eine große Lücke zwischen den Zehen hat. Eine Sandalenfurche, ein Zeichen eines Down-Syndroms! Und die Fingerchen sind auch irgendwie lang."

Was??? Was sollte das? Ich dachte, sie kommt jetzt zu mir und sagt: „Hey, Glückwunsch, er hat es geschafft! Er hat die Plazentalösung und den langen Blasensprung überlebt. Er ist zwar an Kabeln und Schläuchen, aber er ist noch bei uns." So etwas in der Art. Und diese Füße, die haben wir alle! Daran habe ich ihn als meinen Sohn erkannt und mich darüber gefreut! Damals beim Großen kam ich nämlich in sein Zimmer und er kam mir fremd vor. Ich habe ihn nicht erkannt. Das hat mich erschreckt, denn man hätte mir auch ein anderes Kind hinlegen können.

Und so sagte ich ihr nur, dass das „unsere Füße" sind, und ich in der Schwangerschaft den Bluttest auf die häufigsten chromosomalen Fehlbildungen gemacht hatte.

Klar, sie wollten nichts übersehen, aber gleich so mit der Tür ins Haus zu fallen?! Eine der Intensiv-Schwestern nahm mich kurz darauf beiseite und sagte nur: „Lassen Sie den Kleinen mal entknautschen. Dann sieht alles anders aus." Sie fand, der Kleine mache es gut. Er ließe sich beatmen, hatte keine Abfälle gemacht und man würde die Hochfrequent-Beatmung auf eine normale Beatmung umstellen. Die ersten Untersuchungen verliefen zufriedenstellend. Der Ultraschall vom Gehirn zeigte weder Auffälligkeiten noch Blutungen, auch Herz und Lunge waren soweit in Ordnung. Allerdings hatte er bereits im Operationssaal eine Bluttransfusion erhalten, da wie beide durch die Plazentalösung so viel Blut verloren hatten. Glücklicherweise bekamen die Kinderärzte meine Vermutung mit der vorzeitigen Plazentalösung mit und waren direkt mit Blutkonserven in den OP gekommen. Ansonsten musste er die üblichen Medikamente eines Frühchens einnehmen: Eisen, Jodid, Coffein, Vitamin D, Vitamin K, Kortison, Antibiotika und Schmerzmittel. Die Schmerzmittel erhielt er aufgrund der Fehlstellung seines Beines. Sobald man das rechte Beinchen berührte, weinte er vor Schmerzen. Das zu sehen, war so schrecklich für mich. Ich konnte ja nichts daran ändern, ihn nur durch die Scheibe trösten oder mit meiner Hand streicheln. Er tat mir so, so leid. Auch der Rest seiner Gliedmaßen musste ihm weh getan haben. Sie hatten alle eine leichte Kontraktur, d.h. sie waren etwas steif durch den mangelnden Platz in meinem Bauch. Daher mussten sie in den folgenden Wochen durch Physiotherapie gedehnt und gestreckt werden. Das funktionierte erstaunlich gut. Bis auf seine schlimme Hüfte konnte er die Arme und das linke Bein bald gut bewegen. Auch sein rechtes Bein wurde mit der Zeit etwas mobiler, nur saß es eben immer noch an der falschen Stelle und konnte noch nicht mittels Spreizhose behandelt werden. Dafür war er schlichtweg zu klein!

Ich blieb eine Stunde da und ließ mich danach wieder auf Station fahren. Es war nämlich ziemlich anstrengend, im Rollstuhl vorne übergebeugt in den Inkubator zu schauen. Die Naht schmerzte durch diese Haltung noch mehr als sonst und ich musste mich kurz ausstrecken. Die Liegestühle zum Känguruhen sind da deutlich bequemer, aber soweit waren wir noch lange nicht. Um die Bindung zu fördern, bekommen die Eltern ihre Kleinen meistens früh nach der Geburt zum Känguruhen raus, aber dazu müssen sie soweit stabil sein und die Situation auf Station muss es zulassen. Die Schwestern können ein beatmetes Kind nicht herausgeben, wenn der Bär steppt und noch weitere Zugänge aus dem Kreißsaal zu erwarten sind. Mir war das absolut klar, und ich wollte ja für mein Kind die optimale Betreuung. Leider sind manche Eltern echt indolent und machen Theater, wenn das Känguruhen nicht klappt oder verschoben werden muss. Als ob man uns absichtlich von unseren Kindern fernhalten möchte!

Auf meinem Zimmer zurück, streckte ich mich erst mal im Bett aus. Da der Kaiserschnitt und der Blutverlust deutlich zu spüren waren, bekam ich eine Eisen-Infusion. Leider lagen meine Jungs nach den Geburten nie in kleinen Bettchen neben mir, sondern in der Kinderklinik auf einer anderen Station. Daher verbrachte ich mein Früh-Wochenbett nicht im Bett, sondern auf den Beinen und auf Besucherstühlen neben einem Inkubator. Wochenbett heißt nicht umsonst „Bett". Man muss es ja nicht tagelang hüten, aber so ein bisschen. Der Großen kam spontan auf die Welt, weshalb ich mich körperlich auch deutlich fitter fühlte. Doch selbst da spürte ich meinen Beckenboden, die Naht und dass der Bauch sich noch so weich anfühlte.

Kaum lag ich in meinem Bett, kamen sie auch schon alle: Physiotherapeuten, die Schwestern zur Blutabnahme, die Visite und meine Freundin, die Stillberate-

rin, die ich sofort wieder wegschickte: Ich hatte echt genug Erfahrung! Die Schwester ging, jedoch nicht, ohne mir die Info-Zettel bezüglich Stillzeiten, Hygienemaßnahmen und Aufbewahrung der Muttermilch zu geben. Man sollte am ersten Tag wirklich 10 bis 12 Mal pumpen, auch nachts. Das, ich muss es gestehen, habe ich nie gemacht. Ich wusste, ich hatte immer genug Milch. Bei weiteren Schwangerschaften ist der Milcheinschuss früher und die Produktion kommt eher in Gang. Daher habe ich bewusst nachts nicht gepumpt und das auch bei den beiden Großen nicht gemacht, also abends um 23 Uhr das letzte Mal und morgens zwischen 6 und 7 Uhr dann wieder.
Ich wollte meine Nächte, so lange es noch möglich war, mit Schlafen verbringen. Wer allerdings Probleme mit dem „in Gang kommen der Milch“ hat, pumpt bitte einmal nachts, eventuell kann man es mit einem Toilettengang verbinden.
Auch die Versorgung der Milch und die „Hygiene-Maßnahmen“ haben sich etwas geändert. Jetzt musste die Brustwarze vorher mit destilliertem Wasser und sterilen Tupfern abgewischt werden, dafür durfte die abgepumpte Muttermilch ein paar Stunden bei Raumtemperatur draußen stehen bleiben. Selbstverständlich passte ich mich den neuen Gegebenheiten an. Bei dem Blatt mit den Pumpzeiten sah man deutlich, wie viel Milch schon in der Schwangerschaft gebildet worden war. Am ersten Tag ließ sich daher Milch abpumpen, dann 1 bis 2 Tage kaum etwas und erst beim Milchein-

schuss am 3. oder 4. Tag schlagartig wieder viel Milch. Aber keine Angst, die Frühchen benötigen wirklich noch wenig Milch und oft reicht die Muttermilch schon von Anfang an.

Nach dem erneuten Abpumpen kam die Physiotherapeutin. Da ich einen Notkaiserschnitt gehabt hatte, verspürte ich ziemliche Nacken- und Rückenschmerzen. Sie versuchte, es mit Massage und Mobilisation zu verbessern. Das Wasser in meinen Beinen wollte sie am nächsten Tag mit einer Lymphdrainage in Angriff nehmen.

Anschließend kam nochmals Besuch und ich wunderte mich nicht mehr, warum meine Zimmergenossinnen so viel im Zimmer und gefühlt so wenig bei ihren Kleinen auf der Intensivstation waren. Man kam ja schier nicht weg! Auf der Neonatologie war zwischen 13 und 15 Uhr Mittagspause, in der man seine Kleinen nicht besuchen konnte. Wenn man es vor dem Mittagessen nicht mehr geschafft hatte, ging es erst nach der Mittagspause. Meine Lieben wollten selbstverständlich auch vorbeikommen und wir planten schon einmal die nächsten Tage. Montag wäre wieder Schule und der Urlaub des Mannes vorbei. Glücklicherweise konnte meine Mama noch ein paar Tage zu uns kommen, bis ich endlich zu Hause wäre.

Für die Omas waren meine 5 Wochen Krankenhausaufenthalt auch anstrengend, da sie sich tagsüber neben ihrem eigenen Haushalt um die Jungs kümmern mussten. Meine Mama wohnte von Montagmorgen bis Freitagmittag bei uns und fuhr dann zu sich nach Hause. In so einem Fall hätte man auch die Möglichkeit gehabt, eine Haushaltshilfe über die Krankenkasse zu beantragen, aber das wollte meine Familie nicht. Sie wollten lieber für sich bleiben und keine fremde Person im Hause haben. Wenn Mama krank ist oder ausfällt, kann man sich bei der Krankenkasse melden und über eine Bestätigung der Ärzte oder Station dies organisieren. Die Sozialarbeiter im Krankenhaus, die ich bei meiner Aufzählung total vergessen habe, kümmerten sich auch darum und waren sehr hilfsbereit.

Als meine Lieben kamen, freute ich mich sehr, jetzt „glücklich vereint zu sein". Es war zwar alles lange noch nicht gut oder gar perfekt, aber die Zeit der Ungewissheit war endlich vorüber. Außerdem durften die Jungs heute mit auf die Intensivstation zu ihrem Bruder.

Generell bestand in diesem Hause die Möglichkeit, dass Geschwisterkinder mit reindurften, allerdings erst nach einem „Check-up" vom diensthabenden Arzt und einem kompletten Impfstatus. Der Tochter einer Mama von hier fehlte die Windpocken-Impfung und daher durfte sie nicht auf die Intensiv-Station zu ihrem Geschwisterchen.

Gerade für den Großen bedeutete es sehr viel, den Kleinen zu sehen, da er in der Schwangerschaft genau mitbekommen hatte, wie viele Sorgen ich mir gemacht hatte. Er fragte oft: „Wenn er jetzt kommt, überlebt er

dann?“ und „Wie sieht er so klein aus?“ Ich musste ihm immer ehrlich antworten, leider.
Es durften immer 2 Personen beim Baby sein, entweder mein Mann oder ich mit einem der Jungs, die anderen beiden warteten vor der Tür. Wenn wir heute die Videos vom ersten Zusammensein der Kinder sehen, kommen uns jetzt noch die Tränen. Diese großen, tapferen Jungs und ihr kleiner Mini-Bruder – durch die Glasscheibe getrennt ... Es gab zahlreiche Kabel und Schläuche, sodass sie auch viele Hemmungen hatten, reinzugreifen und zu streicheln. Er sah noch so verloren klein aus wie ein zu früh aus dem Nest gefallenes Vögelchen. Wie die Großen Kontakt zu ihm aufnahmen, ihm Lieder sangen und Geschichten von zu Hause erzählten – rührend. Ganz liebevoll! Da wurde uns auch wieder bewusst, was für tolle Kinder wir haben.
Sie verhielten sich ganz vorbildlich: Sie wuschen und desinfizierten sich unaufgefordert die Hände, sprachen leise und gingen ganz vorsichtig mit allem um.
Bald schon kannten alle auf Station unsere Kinder und waren beeindruckt, wie sie mit der Situation umgingen. Leider gab es für sie nur einmal pro Woche die Möglichkeit, den Bruder zu sehen. An den vielen, vielen anderen Tagen saßen sie draußen vor der Station und lasen oder spielten stundenlang allein. Oder es klappte schlichtweg nicht, da keiner der Ärzte Zeit hatte, sie anzusehen, um zu überprüfen, ob sie gesund sind. Da nutzte es auch nichts, dass wir selbst Ärzte waren. In solchen Momenten war die Enttäuschung natürlich

riesig. Manchmal hatten sie auch keine Lust, schon wieder so lange im Auto zu sitzen, dann vor der Intensivstation zu warten, wieder eine Stunde heim zu fahren und doch nichts vom Bruder gehabt zu haben. Dann gingen sie lieber zu Freunden oder auch zur Oma, was mir wiederum ein schlechtes Gewissen bereitete, da ich mich nachmittags für den Kleinen „entscheiden“ musste und nicht für die Großen.
Natürlich gab es auch Momente, da hielten sie die Situation in dem Intensiv-Zimmer nicht aus. Wenn der Monitor ständig piepste, da die Atmung oder Herzfrequenz nicht stimmte, wollte der Große oft lieber draußen warten. Er hatte Angst um seinen Bruder. Oder wenn sie die Worte: „Jetzt gibt es eine Not-Sectio“ hörten, drückten sie sich ganz eng an die Wand, um in der Notsituation nicht im Weg zu stehen! Da wurde mir nochmals mehr bewusst, wie traumatisch sich das Ganze auch für die Kinder anfühlen musste.

Mein Mann und ich gehörten ja leider zu den „erfahrenen Frühchen-Eltern“, wir kannten die piepsenden Monitore, die Hektik, blasse Eltern und weinende „Mini-Babys“. Uns schockte das beim dritten Kind nicht mehr so sehr, wie wenn es das erste Kind gewesen wäre.
Beim Großen durften wir einen „soften“ Start genießen: keine Intensiv-Station, sondern „nur“ Frühchen-Station. Eigentlich sollte er am 2. Tag zu mir auf die Wöchnerinnen-Station verlegt werden, da er sich so gut machte. Dann bekam er aber Gelbsucht und eine Trinkschwä-

che. So musste er doch weiterhin auf der Frühchen-Station bleiben, weil eine Magensonde zur Ernährung nötig wurde. Da der Große nun doch nicht auf mein Zimmer verlegt wurde, ich mich nach der Geburt gut fühlte und im gleichen Ort wohnte, in dem das Krankenhaus lag, ließ ich mich entlassen.
Es war jedoch möglich, sich im Baby-Zimmer eine Liege aufzustellen, um dort zu schlafen. So konnte ich näher beim Großen sein und versuchte das. Genau eine Nacht!!! Furchtbar. Ich tat kein Auge zu. Ständig piepste etwas. Der Große lag unter der UV-Lampe, sodass das Zimmer nachts taghell erschien. Außerdem hatte er das letzte Zimmer Richtung Kreißsaal, und immer wieder holten die Ärzte ein Baby von dort ab. Am nächsten Morgen fühlte ich mich wie gerädert und eine Schwester schickte mich nach Hause, nachdem sie mich gesehen hatte. Sie versuchte mir auch mein schlechtes Gewissen zu nehmen und meinte, ich sei doch sonst den ganzen Rest des Tages da. Und wirklich, von früh bis spät wachte ich neben seinem Bettchen und ging nur zum Essen und Pumpen aus seinem Zimmer. Das erste Wochenbett auf dem Hocker neben dem Inkubator!
Bei Zweiten machten wir uns von vornherein bewusst, dass er auf die Intensivstation musste und auch beatmet sein würde, ganz im Gegensatz zum Großen. Die Schwangerschafts-Woche selbst eine ganz andere, viel früher, und wir wussten, dass ein echt kleiner Kerl herauskäme, welcher es sehr schwer haben würde. Die ganze Tragweite war mir am Anfang zum Glück nicht

bewusst, und das, obwohl ich Frauenärztin bin! Die Kinderärzte hatten große Probleme, ihn zu beatmen. Die Lunge entfaltete sich nach der Geburt sehr schlecht, wohl durch den Blasensprung bedingt. Sie mussten ihm viele Medikamente und eine besondere Beatmung geben. Das erfuhr ich zwar schon nachts von meinem Mann, aber ich litt noch unter den Medikamenten, dass ich es nicht realisierte. Bei ihm hatte ich einen Kaiserschnitt und fühlte mich wirklich nicht so, als könne ich gleich am nächsten Tag nach Hause gehen. Durch meine Erfahrung beim Großen war mir allerdings klar, dass ich auf gar keinen Fall bei ihm schlafen würde, das ginge auch nicht, da ich ein 19 Monate altes Kleinkind daheim hatte.

Bei ihm verließ ich am 3. Tag das Krankenhaus. Die Sehnsucht zum Großen wurde viel zu stark. Obwohl die Naht noch schmerzte, ich auch hier einen großen Blutverlust hatte und ziemlich blass aussah, wollte ich nach 3 ½ Wochen stationärem Aufenthalt endlich heim. Vom Großen war ich noch nie getrennt gewesen. Obwohl er es die ganze Zeit gut gepackt hatte, verfolgte er mich zu Hause auf Schritt und Tritt und ließ mich nicht mehr aus den Augen. Er weinte nachts oft und benötigte viel Körperkontakt.

Mein Mann hatte zwischenzeitlich seine eigene Praxis aufgemacht, noch dazu in einem Ort, der eine Stunde entfernt lag. Er war viel unterwegs und wenig da. Er empfand es als genauso schlimm: einen kleinen, neuen Sohn zu haben und ihn so selten sehen zu können. An

manchen Tagen kam er so spät heim, dass die Besuchszeit der Intensiv-Station schon vorbei war. Damals konnten die Geschwisterkinder nicht mit auf die Intensiv-Station, erst später auf die Frühchen-Station, sodass der Große seinen Bruder erst nach 3 Wochen sah! Ich brauchte für ihn immer einen Babysitter, der sich um ihn kümmerte, wenn ich den kleinen Bruder besuchte: Oma, Tante, Freundin … Einmal hatten wir auch eine Haushaltshilfe. Leider wurde der Große durch unsere Trennung so anhänglich, dass er nicht bei Fremden blieb. Nicht wenige Male stand der weinende Große mit der Haushaltshilfe vor der Scheibe der Intensiv-Station und wollte zu mir … Tja, und dann musste ich das Känguruhen mit dem Bruder abbrechen. Obwohl wir so nah an der Kinderklinik wohnten, blieb so wenig Zeit für das neue Baby.
Ich besuchte ihn einmal am Tag. Den Großen fremd betreut zu wissen, was mal mehr und mal weniger gut klappte, trug nicht unbedingt zu meiner Entspannung bei.
Das Känguruhen und die gemeinsame Zeit zu genießen, war schwierig. Davor und danach Muttermilch abpumpen, Haushalt machen und ein bisschen Wochenbett haben. Wir hatten echt ein schlechtes Gewissen ihm gegenüber, auch wie viel Zeit wir im Vergleich dazu zwei Jahre zuvor beim Bruder in der Klinik verbracht hatten. Man war hin- und hergerissen. Ich wollte beim Baby sein, ihn kuscheln, streicheln, Zeit für ihn haben und es auch genießen, dass ich nochmal Mama wurde. Endlich

wollte ich mich wieder richtig um den Großen kümmern. In diesem Alter passiert so viel in der Entwicklung und wir hatten ein großes Nachhol-Kuschel-Bedürfnis.
Dann gab es auch noch die neue Praxis, deren Renovierung und Einrichtung ich vom Krankenhaus überwacht und teils getätigt hatte. Einmal kam mein Mann schwer bepackt mit 3 großen Granit-Platten an, damit ich mir den neuen Tresen aussuchen konnte!!! Unglaublich, was möglich ist, wenn man muss. Am Tag nach meiner Entlassung, wohlgemerkt dem 4. Tag nach dem Kaiserschnitt, war ich in einem Möbelhaus, um Schränke und Kleinkram zu besorgen!!
Das Ganze trug sicher nicht zur Verbesserung meiner Beckenboden-Qualität bei. Daher rate ich allen Mamas, trotz Klinikaufenthalt und Zeitdruck doch etwas Zeit für die Rückbildungs-Übungen einzuplanen. Ich weiß, es ist schwer, Ruheinseln zu schaffen, aber man tut sich und seinem Körper keinen Gefallen, wenn man sich nur abstrampelt und stressen lässt. Gerade die Brust reagiert sehr sensibel auf Stress. Auch ich hatte schon die eine oder andere Brustentzündung, hervorgerufen durch zu viel Hektik. Der Körper macht das ganz schön schlau: Durch die Entzündung, teils mit Fieber, sind wir gezwungen, uns mit Quarkwickeln aufs Sofa zu setzen und langsam zu machen.
Netterweise fallen der Milcheinschuss und die Hormonumstellung mit der Entlassung aus dem Krankenhaus am 3. oder 4. Tag zusammen, sodass einem die Narbe

weh tut und man das Gefühl hat, die Brust sei einbetoniert. Man könnte permanent heulen. Super Kombi!!!

Noch war weder vom Milcheinschuss noch von den Heultagen etwas zu sehen, und ich saß noch mit diesem unglaublichen Gefühl, „wieder Mama zu sein“, da.
Am 2. Lebenstag vom Kleinen, einem Sonntag, wollten Freunde nachmittags zu Besuch kommen, anschließend hier im Ort mit meinen Jungs einen Ausflug machen und Essen gehen. Wie ich schon geschrieben hatte, bekam ich nicht oft Besuch, da wir so weit entfernt wohnten. So freute ich mich umso mehr, wenn doch einer kam! Morgens ging ich daher noch alleine rüber auf die Intensiv-Station, ausgerüstet mit den Muttermilch-Fläschchen. Als ich drüben ankam, erfuhr ich, dass der Kleine jetzt extubiert werden sollte und danach an die CPAP-Beatmung käme. Ich freute mich riesig. Noch ein Schritt in die richtige Richtung! Jeder setzt seinen Fokus auf andere Dinge: Für manche ist es die Gewichtszunahme, für andere, dass die Babys gut aus dem Fläschchen trinken, der Nächste freut sich, dass das Kleine nicht „punktet“ und gut die Herzfrequenz hält. Für mich ist es eben die Atmung. Das lag natürlich an dem langen Blasensprung und weil mir im Voraus niemand sagen konnte, wie und ob er überhaupt alleine atmen würde. Mir wird erst im Nachhinein bewusst, dass diese anderen Dinge mich kaum interessiert hatten. Die Gewichtszunahme geht am Anfang eben in 10er oder 20er Gramm-Schritten und es ist immer ein

Auf und Ab. Mal geht es 5 Schritte voran, dann 2 Schritte zurück.
Ich durfte beim Extubieren dabei sein und nach einer gründlichen Vorbereitung wurde der Tubus aus seinem Rachen gezogen. Man setzte ihm sein CPAP Mützchen auf und steckte den Prong in seine Nase. Das tolerierte er sehr gut und ich freute mich unglaublich. Leider stiegen seine Bilirubin-Werte und es könnte sein, dass er im Laufe des Tages noch eine Fototherapie benötigen würde.
Bevor ich zurück auf Station ging, schaute ich mir das „Pump-Zimmer" an, um mich mit den Gegebenheiten vertraut zu machen. Noch konnte ich in meinem Zimmer pumpen, aber nach der Entlassung wäre es nur hier möglich. So ein „Pump-Zimmer", fälschlicherweise als „Still-Zimmer" tituliert, sieht überall ähnlich aus: 2 bis 3 Stühle, wenn es gut läuft mit Armlehnen, 2 bis 3 Milchpumpen, Desinfektionslösung, Tupfer, Einmal-Sets und ein Waschbecken. Bei den Großen wurden Mehrfach-Sets verwendet, jetzt Einmal-Sets, welche den Tag über benutzt werden konnten. Da oft ein großer „Schwund" an diesen Dingen herrscht, werden sie meist von den Schwestern ausgegeben.
Ich habe früher immer beide Seiten gleichzeitig gepumpt. Das ist eine große Zeitersparnis und die Milchproduktion wird stärker angeregt. Oft wird nur bei Zwillingen ein doppeltes Set verschrieben, aber da sollte man selbst in ein zweites Set investieren. Die Vorteile sind die paar Euro allemal wert. Gerade wenn es klar

ist, dass länger gepumpt werden muss, also bei einem sehr frühen Frühchen oder wenn die Mama nicht rund um die Uhr zum Stillen hier sein kann. Den Eltern wird als grober Anhaltspunkt der Dauer des Klinikaufenthaltes des Babys der errechnete Geburtstermin genannt. So wird klar, dass die Pumperei durchaus 3 Monate gehen kann.
Das schockte mich zum Glück nicht mehr. Beim Großen hätte ich mir gewünscht, dass mich jemand darauf vorbereitet, von Erfahrungen erzählt oder einfach ein paar Anhaltspunkte gibt. Ich kannte niemanden mit Frühchen, hatte kaum Kontakt zu anderen Eltern in der Klinik und in meinem Freundeskreis gab es erst wenige Babys und schon gar keine Mütter, die Erfahrungen mit der Milchpumpe hatten.
Also wurstelte ich mich so durch. Klar wurde mir die Pumpe erklärt. Auch wie oft und lange ich pumpen sollte, aber wie ist dann der „Umstieg" zum Stillen zu schaffen?! Ich pumpte alle 3 bis 4 Stunden tagsüber, früh morgens bis spät am Abend. Nur eben nicht nachts, da wollte ich schlafen. Das funktionierte gut. Jede Frau hat eine „gute" und eine „weniger gute" Brust. So merkte ich gleich, welche ich nicht so lange pumpen durfte, denn sonst sah ich „ungleich" aus.
Beim ersten Anlegen in der Klinik „benutzte" ich die gute Seite und pumpte mit einer Hand-Milchpumpe vor, damit der Milcheinschuss schon erfolgte, dann legte ich an. So sollte er leichter trinken können. Das klappte soweit gut. Durch die Gelbsucht, die er bekam,

wurde er leider trinkfaul. Ich durfte ihn nur einmal am Tag stillen, damit er sich nicht erschöpfte und noch seine Milchmenge im Fläschchen schaffte. An diesem Vorgehen hat sich in 10 Jahren nichts geändert. „Trink-Milchmenge“ schaffen geht vor Stillen!!! Die Babys durften erst heim, wenn sie ihre Trinkmenge schafften und die Ärzte auch alles andere als gut befanden. Glücklicherweise musste der Große nicht bis zum errechneten Geburtstermin bleiben, sondern wurde Anfang der 36. Woche entlassen, so kam er nach 10 Tagen Kinderklinik nach Hause. Da ich sehr gerne Vollstillen wollte, versuchte ich es mit dieser „Methode“: Erst wiegen, dann stillen, wieder wiegen, dann den Rest übers Fläschchen füttern und anschließend meine restliche Milch abpumpen. Das versuchte ich 3 Mal am Tag, die anderen Male bekam er nur die Flasche mit Muttermilch.

Das machte ich genau 3 Tage lang, dann war ich mit den Nerven am Ende!!! So ein Stress!!! So ein Mist, die letzten 3 Milliliter auch noch übers Fläschchen zu füttern!!! Und was für ein Quatsch!!!

Da sagte mein Mann, wie immer in solchen Situationen ganz pragmatisch: „So, jetzt stillst du ihn einmal am Tag, ohne den Quatsch mit wiegen und ‚nachfüttern‘. Die anderen Mahlzeiten bekommt er aus der Flasche. Da nimmt er auch zu. Jeden Tag ersetzen wir eine Flaschen-Mahlzeit durchs Stillen. Gewogen wird nur einmal am Tag, morgens. Fertig!“

Einfach ein guter Plan. Tja, was soll ich sagen, mein Mann ist schließlich HNO-Arzt, also die perfekte Stillberatung!
So war der Große nach 10 Tagen zu Hause voll gestillt und dann noch ein ganzes Jahr.
Den Mittleren durfte ich erst nach ein paar Wochen das erste Mal anlegen. Ich weiß noch, er hatte 1.400 Gramm. Wie alt er da war, habe ich leider nicht aufgeschrieben.
Die kleinen Babys kann man auch nicht im „Wiegegriff" stillen wie 3 Kilo-Babys. Man legt sie am besten auf einen Arm, der c-förmig gebeugt ist. Das Köpfchen ruht in der Hand und man dockt das Baby an der Brust der anderen Seite an. Der Arm der „Still-Seite" hängt locker runter oder umfasst die stillende Brust. So kann man die Frühchen viel näher an die Brust führen, als wenn das Köpfchen in der Armbeuge liegt.
Auch beim Mittleren pumpte ich mit der Hand vor und dockte ihn an, wenn bereits Milch lief. So musste er nur schlucken und nicht den Spende-Reflex selbst auslösen. Man kann die Babys, wie beim Fläschchen geben, leicht an den Füßen stimulieren oder die Wange streicheln. Allerdings würde ich versuchen, die Still-Zeit zu genießen und weder mir selbst noch dem Baby Stress machen.
Ihn stillte ich einmal pro Tag, wenn ich zum Versorgen kam und er wach genug erschien. Die Eltern bekommen immer die „Versorge-Zeit" der Babys mitgeteilt, anfangs alle 2, später alle 3 oder 4 Stunden. Dies ist mit wickeln,

Temperatur messen oder und känguruhen verbunden. Wenn sie noch so mini klein sind, möchte man so wenig wie möglich an ihnen „herumzerren“ und verbindet eben das Füttern mit kuscheln und wickeln.

Manchmal kam es auch vor, dass ich gehetzt ankam und die Schwester mich informierte, er hätte schon so Hunger gehabt und war bereits gefüttert worden. So eine Enttäuschung! Bei ihm wurde meine Muttermilch pasteurisiert, da ich einmal eine CMV-Infektion gehabt hatte und man nicht wollte, dass er sich eventuell ansteckt. Daher erlauben es manche Kliniken nicht, vor der 34. Woche anzulegen und zu stillen, da die Milch noch erhitzt werden muss.

Den Mittlere holten wir nach 9 ½ Wochen, also in der 35. Woche, endlich nach Hause. Mit gerade 2.000 Gramm. So lautete damals die Entlassungsbestimmung. Er trank gut aus der Flasche und hielt die Temperatur. Nur die Milchmenge an der Brust schaffte er noch nicht. Glücklicherweise brauchte er keinen Monitor.

Zu Hause angekommen, benötigte er viel länger als der große Bruder, um voll gestillt zu sein. Auf ein Neues: wiegen, stillen, pumpen, Fläschchen geben.

Alles schon einmal da gewesen, nur jetzt mit einem Kleinkind, welches diese Dinge absolut nicht spannend fand! Also deponierte ich Bücher und Spielsachen, die der Große toll fand, neben Milchpumpe und Stillkissen. Da der Mittlere „jünger“ und kleiner heimgekommen war, brauchte er auch mehr Zeit, um voll gestillt zu sein. Ich konnte nur alle paar Tage eine Mahlzeit durchs Stil-

len ersetzen, da er seine Menge nur mit einem Rhythmus von 3 Stunden schaffte. Das war sooo anstrengend, noch mehr Stress als beim Großen und ich sagte mir: „Wenn er es nicht bis zu seinem errechneten Geburtstermin schafft, stille ich ab und er bekommt die Flasche!“ Da darf man ruhig ein bisschen egoistisch sein. Sonst macht man den ganzen Tag nur noch das und nichts anderes mehr!
Pünktlich zum Entbindungstermin hat er es gepackt und wurde nach 3 Monaten pumpen und aus der Flasche trinken noch ein ganzes Jahr gestillt!
Soviel zum Thema „Saugverwirrung“, wenn man dem Baby mal einen Schnuller oder ein Fläschchen anbieten möchte! Leider Gottes wird dies den Jung-Eltern immer noch vermittelt, und sie werden völlig verunsichert. So erzählen oft Eltern, dass die Kinder kein Fläschchen bekommen dürfen und man sich mit dem Becher abmüht ...

Sonntagnachmittag, 2 Tage nach der Geburt des Kleinen, kamen unsere Freunde mich besuchen, tranken Kaffee und brachten Kuchen mit. Es war fast eine Art „Antritts-Besuch“ wie sonst auf einer Wöchnerinnen-Station. Sie gingen nicht auf die Intensiv-Station, da ich den Kleinen erst meinen Eltern und Schwiegereltern zeigen wollte. Außerdem finde ich dieses „Frühchen-Gucken“ irgendwie blöde. Das sind kleine Wesen, die es schwer haben, intensive Betreuung brauchen und nicht ein Publikum, das sagt: „Boah, 500 Gramm, krass!“ Gut,

solche Freunde habe ich nicht, aber man sieht so einiges, wenn man lange genug im Krankenhaus liegt.
Am Abend, als ich nochmal zum Kleinen bin, ich nutzte die Zeit, so gut es ging, lag er unter der Fototherapie-Lampe. Nackt. Und das passte ihm überhaupt nicht. Er schrie und bewegte sich viel. Ich konnte das gar nicht mit anschauen! Die Schwester macht eine kurze Pause mit der Fototherapie, puckte ihn in ein Tuch und meinte zu mir: „Wenn Sie weg sind, schalte ich es wieder an, dann müssen Sie es nicht ertragen." Mein Entsetzen sah sie mir wohl deutlich an.

Am nächsten Tag wurde meine Zimmergenossin entlassen und zog, da sie sehr weit entfernt wohnte, in ein Mütter-Zimmer in der Nähe der Kinderklinik. Dies bieten einige Krankenhäuser an. Manchmal nennen sie dies auch Angehörigen-Zimmer. Diese sind für Eltern gedacht, damit diese mehr bei ihren kranken Kindern sein können.
Hätte ich die Großen nicht gehabt, wäre das eine Option gewesen, so allerdings nicht. Nicht noch länger getrennt sein! Einige meiner alten Bekannten aus der Klinik sind in diese Mütter-Zimmer gezogen, so blieb unser Kontakt erhalten.

Netterweise „zog" der Sohn meiner 3. Zimmergenossin zu meinem Kleinen ins Zimmer auf der Intensiv-Station! Das fanden wir total schön, da wir uns gut verstanden und so am Leben und der Entwicklung des anderen teilhaben konnten. Es war auch einfacher, das Känguruhen mit einer Mama abzusprechen, die man kannte, als das mit Fremden zu klären. Die Möglichkeit zum Känguruhen bestand, wenn die Babys beatmet waren, 1 x pro Tag, ansonsten 2 x. Dies sollte mit den anderen Eltern im Zimmer abgestimmt werden, da natürlich nicht alle gleichzeitig „raus" konnten. Da ich nur die Möglichkeit hatte morgens zu kommen, wenn die Großen die Schule besuchten, fand ich es so leichter. Sie kannte mich und unsere Situation und „nahm dann die andere Zeit". Auch unsere Männer verstanden sich und känguruhten teilweise nachmittags zeitgleich.

An diesem Tag machte der Kleine selbstständig CPAP-Pause. Er zog sich die Schläuche mehrfach aus der Nase, so dass die Schwester ihm eine Pause erlaubte und beobachtete, wie dies funktionierte. Er schaffte das ganz gut und war bis zum 14. Lebenstag ohne CPAP. Allerdings baut sich zu diesem Zeitpunkt wohl die Lunge um und viele Kinder benötigen erneut die Atemunterstützung. So leider auch der Kleine. In der Zeit ohne CPAP konnten mein Mann und ich 2 x am Tag känguruhen und nutzen dies natürlich aus.

Aufgrund meines sehr schlechten Eisenwertes durfte ich noch einen Tag länger bleiben und wurde nicht am 4. Tag nach dem Kaiserschnitt entlassen. Das vereinfachte das Ganze etwas, denn eine einstündige Autofahrt mit der Kaiserschnitt-Narbe stellte ich mir nicht so prickelnd vor. Ich erhielt eine Eiseninfusion und bekam wegen der starken Nacken- und Rückenschmerzen noch einmal Physiotherapie. Die Nackenschmerzen, Verspannungen und der damit verbundene Schwindel hielten ein ganzes Jahr an. Ich vermutete, dass sie aufgrund des Notkaiserschnittes und der Vollnarkose einstanden waren. Sobald die Patientin in Narkose ist, wird der Hals überstreckt, um zu intubieren. Da es schnell gehen muss, geht man auch nicht zimperlich mit den meisten um. Alles schon gesehen, allerdings von der anderen Seite aus! Zu Hause ging ich daher häufig zur Physiotherapie und zum Mobilisieren. Nackenwärmekissen und Bälle gehörten zu meinen ständigen Begleitern. Dazu kommt die oft unphysiologische Haltung beim Pumpen und Stillen, die eine zusätzliche Verspannung verursacht.

Zum Milcheinschuss kam jetzt netterweise noch das Heulen hinzu. Ich schwitzte nachts schon wie verrückt, musste mich dreimal umziehen und die Bettwäsche wechseln. So hatte ich schon einen kleinen Vorgeschmack, wie es wohl in den Wechseljahren sein würde! Das Schwitzen war echt nervig und nach jeder Geburt ein paar Tage lang vorhanden. Dann die prallen Brüste, die Narbe. So toll ist Wochenbett echt nicht. Zum Glück ist der Milcheinschuss beim ersten Kind am schlimmsten und bei weiteren Kindern nicht mehr ganz so heftig. Beim Großen fragte mich meine Freundin und Hebamme: „Na, fühlst du dich schon wie ‚einbetoniert‘?“ Das verstand ich nicht. Am nächsten Tag allerdings schon!!! Wirklich wie einbetoniert! Ich konnte

nicht einmal Freunde umarmen, die mich besuchten und beglückwünschten.
Oft ist es so, dass die Brust voll Milch ist, sie aber noch nicht fließen kann. Da können warme Umschläge oder eine heiße Dusche hilfreich sein. Beim zweiten und dritten Kind stellte ich mich daher morgens gleich unters warme Wasser und versuchte vorsichtig, die Milch mit der Hand auszumassieren. Anschließend musste ich sie abpumpen und danach etwas kühlen. Keine Angst, nach 2 Tagen ist alles wieder weich und nicht mehr schmerzhaft.
Zusätzlich reagierte ich sehr sensibel auf Druckstellen. Hatte ich nachts die Brust blöde „abgeklemmt", sah sie am nächsten Tag rot aus. Ebenso war ein Bügel-BH nicht gut für mich.
Wenn man an einer Stelle einen Milchstau bekommt, hilft Wärme, gut ausmassieren und beim Stillen oder Pumpen das Baby richtig anlegen. Es trinkt nämlich die meiste Milch aus der gegenüberliegenden Seite des Köpfchens. Sprich, liegt es im Wiegegriff im Arm, trinkt es die Innenseite der Brust. Hält man es wie einen Fußball unter dem Arm, trinkt es die Außenseite. Also ruhig mal wechseln!
Zum Schwitzen gibt es nicht viel zu sagen: Da muss man durch. Kleidung wechseln und trotzdem trinken. Die Schweiß reduzierenden Tees, wie z.B. Salbei, die man in den Wechseljahren gerne gibt, sollte man wegen einer Drosselung der Milchproduktion nicht trinken.

Was die Heul-Tage angeht – es ist einfach so. Meist fühlt man sich 1 bis 3 Tage dünnhäutig und nahe am Wasser gebaut, aber das geht alleine vorbei. Nicht zu verwechseln mit einer Wochenbett-Depression, die nicht so schnell vorbeigeht. Also, wenn es einem komisch vorkommt oder zu lange geht, bitte der Hebamme oder dem Frauenarzt sagen. Im Internet gibt es die Selbsthilfe-Gruppe „Licht und Schatten".

Beim Großen hatte ich dieses „Heulen" nicht und freute mich schon. Leider traf mich zu Hause ein paar Tage später dann doch die Angst und Panik. Vorm Alleinsein, vor der Verantwortung, vor der Angst, das Kind „aus Versehen" umzubringen. Ich konnte nicht mit ihm alleine sein und es musste immer meine Mutter kommen, wenn mein Mann arbeiten ging. So schrecklich! Es war mir vorher überhaupt nicht bewusst, dass so was kommen könnte. Da es mich in so eine Panik versetzte, nur mit dem Baby das Haus zu verlassen, (er könnte mir ja mit dem Kinderwagen einfach auf die Straße rollen), ging ich zu einer Psychologin. Diese beruhigte mich und meinte, das sei noch im Rahmen und ich solle das Ende des Wochenbetts mal abwarten. Es traf genauso ein. Nach 6 Wochen war der Spuk vorüber!!

Daher freute ich mich ein bisschen, als ich beim Zweiten nach 3 Tagen das große Heulen bekam, es 2 Tage später vorbei war und dann gar nichts mehr folgte! Alles verlief ganz normal.

Das Früh-Wochenbett verbringt man bei einem Kaiserschnitt meist im Krankenhaus und wenn man ein Kind in der Kinderklinik hat, das späte Wochenbett auf Besucherstühlen. Leider ist es nicht möglich, das Wochenbett ein bisschen zu „zelebrieren" und ihm die schönen Seiten abzugewinnen. Der Milcheinschuss, der Wochenfluss und das Schwitzen gehören ja nicht wirklich dazu. Mit zelebrieren meine ich: Besuch empfangen, auf dem Sofa Still-Tee trinken, Baby zeigen und glücklich und müde zugleich aus der Wäsche gucken.
Versucht es trotzdem ein bisschen! Lasst euch von der Familie oder Freunden mal Essen vorbeibringen, zeigt ihnen ein Foto und seid stolz auf das, was ihr bisher geschafft habt!

Mein letzter Tag in der Frauenklinik brach an und morgen Nachmittag würde mich mein Mann abholen. Ich organisierte von hier meine Milchpumpe aus der Apotheke, bestellte bei meiner Mutter Stilleinlagen, Binden, Stilltee und zur Sicherheit Quark. Ich packte meine Tasche und tauschte Telefonnummern aus.
Morgen wäre ich endlich wieder zu Hause – nach 5 ½ Wochen. Unglaublich. Als ich eingeliefert wurde, war es noch kalt, jetzt ist Sommer. Meine Jungs hatten so lange Männer-Haushalt gehabt und ihr eigenes Ding gemacht.
Ich hatte mir schon einen Plan überlegt, wie ich meinen Tag strukturieren könnte. 2 Kinder daheim, die in die Schule mussten, Hobbys hatten und auch mal wieder

einen Freund sehen wollten. Und ein kleines Baby hier, das ich jeden Tag besuchen wollte, für das ich aber auch zusätzlich 2 Stunden Fahrtzeit einplanen musste.
Wie das oft mit den schönen Plänen ist – manchmal werden sie nichts.
Heute konnte ich, so oft ich wollte, noch einfach rüber auf die Intensiv-Station laufen. Den Kleinen zweimal rausbekommen und kuscheln oder einfach nur ansehen. Das Hautanhängsel an der Wange hatte sich abgelöst, die Versteifungen hatten sich gelockert und das eine Auge ging mittlerweile auf. Der Kleine nahm zu, vertrug die Muttermilch gut und der weitere Ultraschall vom Köpfchen war unauffällig. Ich fühlte den Kleinen gut aufgehoben bei den Ärzten und Schwestern und doch fiel es mir so unendlich schwer, ihn jetzt alleine zu lassen.
Meine abschließende Untersuchung verlief normal, und ich bekam meine letzte Zimmergenossin. Sie hatte schon Kinder und sah das Ganze etwas entspannter. Als zum Beispiel die Stillberatung kam, schickte sie diese resolut weg und machte ihr eigenes Ding. Am letzten Morgen frühstückten wir gemeinsam auf der Terrasse, quasi als kleiner Abschied, hatten die letzte Visite und dann musste ich schon mein Zimmer räumen. Ich hatte mit meinem Mann ausgemacht, dass er nachmittags nach der Praxis vorbeikäme, seine Kuschel-Runde mit dem Kleinen hätte und dann mit mir heimfahren würde.

Zum Mittagessen traf ich mich mit den anderen Mamis, deren Kinder auch auf der Intensiv-Station lagen. Andere pendelten wie ich oder wohnten im Mütter-Zimmer. Egal wie, essen mussten wir. Als ich noch mein Zimmer auf der Frauenstation hatte, störte mich die zweistündige Mittagspause der Intensiv-Station nicht. Jetzt stand ich etwas verloren herum und musste im Café warten.

Mein Mann kam pünktlich und wir gingen nochmal gemeinsam zu unserem Kleinen. Mein Mann durfte känguruhen und ich machte ein paar Erinnerungsfotos. Beim ersten Mal, als ich den Kleinen herausbekam, lag er noch auf einem Stillkissen. Ihm tat sein Beinchen so weh, dass man es nicht berühren und er schon gar nicht darauf liegen konnte. Als wir ihn dann ohne CPAP herausbekamen, waren die Schmerzen deutlich geringer und ich konnte ihn mir unters T-Shirt stecken.

Anschließend fuhren wir heim.

6.) Endlich bin ich zu Hause / Gibt es ein Wochenbett?

Die Fahrt nach Hause kam mir total merkwürdig vor. Einerseits freute ich mich, endlich wieder bei meinen Lieben und mein eigener Herr zu sein. Schlafen, essen und machen, was ich wollte. Alleine zu sein und doch nicht. Meine Privatsphäre haben. Nicht 24 Stunden am Tag unter Beobachtung zu stehen. Mein eigenes Bad. Mein Bett. Klingt banal, aber nach 5 ½ Wochen sieht man die Dinge anders als nach 5 Tagen Klinikaufenthalt. Andererseits weg vom Kleinen, nicht schnell rüberhuschen, wenn man das Bedürfnis hat, ihn zu sehen, solange die Intensiv-Station offen war.

Zu Hause angekommen, benahm ich mich, das muss ich jetzt leider sagen, total blöde! Wie eine Zicke oder doofe Trulla!! Statt mich zu freuen, endlich wieder da zu sein, kam ich rein und beschwerte mich zuerst über den Kram, der im Flur herumstand. Ich sagte so Sachen wie: „Jetzt komm ich heim, so ein Chaos und ich muss gleich aufräumen." Und „Oh man, alles ist so fremd!" Ich war schrecklich und die Situation war schrecklich! Der Große, total empathisch und gescheit, meinte nur: „Das sind die Hormone, 4. Tag oder so." Und das stimmte auch. Nachdem ich ein bisschen herumgewütet, aufgeräumt und mich wieder eingekriegt hatte, fand ich es voll schön, wieder daheim zu sein. Ich konnte es sehr

genießen. Meine Mutter, die mich ja lange genug kannte, verdrehte nur die Augen und sagte zu meinem Mann: „Lass sie, die braucht das jetzt!“
Ich muss gestehen, dass ich, wenn ich gestresst und durcheinander bin, gerne aufräume. Das sortiert mich und lässt mich wieder runterkommen.
Am Abend besprachen wir die nächsten Tage. Ich bat meine Mama, doch noch bis Freitag zu bleiben und mich mit den Jungs zu unterstützen.
Die Tage würden im Prinzip alle gleich ablaufen. Früh aufstehen, Milch abpumpen und die Jungs in die Schule fahren. Dann direkt weiter in die Kinderklinik, dort nochmal abpumpen und zum Kleinen känguruhen. Hoffentlich 2 bis 3 Stunden mit ihm Zeit verbringen, anschließend wieder pumpen. Heimfahren, rechtzeitig in der Schule sein, Mittagessen und Hausaufgaben machen. Pumpen, mich um die Jungs kümmern, Abendessen, pumpen und ins Bett.
Was für ein Stress!!! Und was für ein enger Zeitplan!
Ach, und meinen Mann gab es ja auch noch! Wo blieb da Zeit zum Erholen und fürs Wochenbett??? Und wehe, es war irgendwo Stau oder es fiel eine Schulstunde aus. Extras wie mal wieder shoppen gehen, zum Frisör oder einfach nur im Café Eis essen – Fehlanzeige! Ich fühlte mich wie in einem Hamsterrad gefangen und es schien lange noch kein Ende in Sicht.
Aber es tat so gut, trotz des Fahr-Stresses, wieder zu Hause zu sein. Daheim fühle ich mich am wohlsten,

kann meine Akkus aufladen und habe die, die ich am meisten mag und brauche, um mich.

Leider ist so ein Wochenbett, nachdem man ein Frühchen bekommen hat, welches noch lange in der Kinderklinik liegen muss, etwas ganz anderes, als wenn man spontan entbindet und dann mit Baby heimgeht.
Normalerweise kommt man gemeinsam mit dem Baby zu Hause an, findet sich neu, ruht noch viel auf dem Sofa und pflegt seine Wunden. Stillt, schläft nachts wenig und ist tagsüber müde. So aber kommt man mit leerem Bauch, aber ohne Kind nach Hause. Die Verantwortung ruht beim Klinikpersonal, welches viel, viel länger am Tag und in der Nacht beim Baby ist als man selbst. Man hat die dringend benötigten Ruhepausen nicht, um sich vom Klinikaufenthalt, der Geburt und dem Wochenbett zu erholen. Zumindest nicht beim 2. oder 3. Kind.
Daher, liebe Erstlings-Mamis, versucht euch zu erholen und eure Inseln zu schaffen, denn wenn das Baby daheim ist, sind die ruhigen Nächte dahin.
Und ihr, liebe Mehrfach-Mamas, versucht das Positive zu sehen: Man hat noch etwas ruhigere Nächte, als wenn das Baby daheim ist. Man kann sich intensiver um die Großen kümmern. Das von mir nicht so geliebte Wochenbett (schwitzen, heulen) ist herum, wenn das Kleine zu Hause ist. Meist kommt das Baby mit einem 3- oder 4-Stunden-Rhythmus nach Hause. Gerade die Rhythmus-Geschichte fand ich beim Ersten sehr ange-

nehm. Man macht sich eh zu viele Gedanken um alles Mögliche und muss so wenigstens nicht überlegen, ob schon wieder „Fütterungs-Zeit“ ist. Man kann, solange das Baby noch die Flasche mit der abgepumpten Milch bekommt, auch mal kurz das Haus verlassen und der Mann weiß, wann es wieder dran ist. Wie gesagt, versucht, das Positive aus der Situation zu machen.

Als ich endlich abends wieder in meinem eigenen Bett schlafen wollte, kam ich nicht einmal die Treppen hinauf! Ich hatte durch das wochenlange Liegen so einen Muskelschwund, dass ich mich am Geländer hochziehen musste und noch tagelang Muskelkater hatte. Echt schräg! Meine Sectionarbe heilte zum Glück ganz gut, auch wenn sie krumm und schief aussah. Da ich diesmal keine Hebamme hatte, ehrlich, was sollte sie mir schon Neues erzählen oder beim Baby untersuchen, zog ich mir den Faden selbst. Beim Großen und Mittleren kam mal eine Freundin vorbei, eher zum Reden, als um tatsächliche Hebammen-Arbeit zu leisten. Mit einer Ausnahme: Das Baderitual! So eine schöne Idee, wenn das Kind endlich daheim ist.
Es soll die Geburt nachspielen und jene Gefühle hervorrufen, als hätte man sein Baby direkt auf den Bauch gelegt bekommen. Hierfür muss man zu zweit sein, am besten mit der Nachsorge-Hebamme oder dem eigenen Mann. Man heizt das Schlafzimmer auf und stellt die Babybadewanne neben das Bett, in dem die Mama leicht bekleidet liegt. Die andere Person badet das Kind

und legt es danach der Mama auf die nackte Brust. Meist sind die Babys dabei ganz wach und schauen interessiert. Ähnlich wie bei der Geburt sind sie nass und warm. Anschließend legt die Hilfsperson noch ein angewärmtes Handtuch auf beide.
Hier werden sicherlich viele aufgestaute Gefühle frei und man kann erahnen, wie es verlaufen wäre, hätte das Kind nicht sofort medizinische Hilfe benötigt.
Eigentlich kann man erst in diesem Moment richtig nachvollziehen, was es für eine Mutter bedeutet, wenn sie ihr Baby direkt nach der Geburt hergeben muss. Dieses „Bonding" ist nicht zu unterschätzen. Hat man sein Kind geboren und es kann nicht bei einem sein, fühlt man sehr wohl eine Leere, obschon die Betriebsamkeit und die Routine um einen herum zunächst etwas ablenkt. Daher ist es natürlich wichtig, möglichst früh bei seinem Kind zu sein, es zu streicheln, ihm zu erzählen und es, sobald es geht, in den Arm zu nehmen.
In dieser ganzen hektischen Klinikzeit waren die Stunden, welche ich mit dem Känguruhen verbrachte, die einzig ruhige, entspannte Zeit des Tages. Hier konnte ich mich zurücklehnen, meine Gedanken schweifen lassen und einfach den Moment genießen.

Abends durften die Jungs bei uns Matratzen-Lager machen, denn ich wollte sie bei mir haben. Leider kam ich nach dem Gute-Nacht-Sagen nicht mehr vom Boden hoch! Total unterschätzt hatte ich diesen Kaiserschnitt.

Ich musste mich auf den Bauch rollen und über den 4-Füßler nach oben hieven.
Die erste Nacht im eigenen Bett fühlte sich dann aber echt gut an. Es kam nachts keine Nachtschwester rein, ich musste mir nicht mit eigentlich fremden Frauen ein Zimmer teilen, hatte keine Infusion im Arm und nicht diesen furchtbar leichten Schlaf, bei dem man alles mitbekommt.
Und erst der erste Morgen zu Hause! In Ruhe Kaffee trinken und dabei wach werden. Mit den Großen zusammen frühstücken und den Tag besprechen. Einfach wieder Normalität. Meinen Mann und die Oma ließen wir mal länger schlafen und saßen nur zu dritt da. Dann packte ich mir meine Muttermilch in eine Kühlbox, nahm einen Tee, fuhr die Jungs zur Schule und gleich weiter in die Kinderklinik. Denselben Weg, den ich bisher nur schwanger gefahren bin, fuhr ich jetzt mit flachem Bauch und der Kaiserschnittnarbe. Zum Glück ging das Fahren ganz gut. Ich brauchte zwar noch ein paar Tage Schmerzmittel, aber es fühlte sich nicht so schlimm an wie befürchtet. Dort angekommen, hatte der Kleine gerade Visite und ich konnte leider nicht zu ihm. Die Eltern sollten nämlich nicht mitbekommen, was über die anderen Babys gesprochen wurde. Das geschah in den darauffolgenden Wochen noch sehr oft. Manchmal stand ich eine Stunde davor und konnte nicht rein. So ätzend! Da meine Zeit eh so knapp bemessen war, empfand ich es umso schlimmer. So wird aus dem Känguruhen von 2 Stunden nur noch eine.

Meistens nutzte ich diese Zeit zum Milch Abpumpen und unterhielt mich mit den anderen Mamis, denen es ähnlich erging.
Nach ein paar Tagen kennt man die meisten Eltern, deren Kinder länger hier sind. Man freut sich mit ihnen über die Fortschritte und die Entwicklung ihrer Kleinen: wenn endlich die 1 Kilo-Marke erreicht wird, das CPAP nicht mehr nötig ist und das Kleine anfängt, aus dem Fläschchen zu trinken.
Die Verhaltensregeln auf den Intensiv-Stationen sind überall ähnlich: Man soll auf Hygiene achten, ruhig sein und Rücksicht gegenüber anderen üben. Freundlichkeit und ein Lächeln schaden auch nicht.
Die Eltern der „Lang-Lieger-Babys" reagierten sehr unterschiedlich auf diese Ausnahmesituation: Die meisten gaben sich durchweg freundlich, andere angespannt und manche echt pampig und ätzend. Eine Situation ist mir besonders in Erinnerung geblieben: Ich kam gut gelaunt an, freute mich, den Kleinen zu sehen, unterhielt mich nett mit der Schwester und lachte einmal über das, was sie sagte. Da fuhr mich der Vater eines anderen Babys an, wohl gemerkt, alles war okay, den Babys ging es gut: „Sie sind doch die Ärztin hier, Sie müssen doch wissen, wie man sich auf einer Intensiv-Station verhält. Da können Sie doch nicht so herumschreien!" Bitte?!? Ich hatte mich normal unterhalten, kam gerade mal ohne Sorgen hier an und meine Lautstärke weit entfernt von „schreien". Das empfand ich total unfair. Mir sind sofort die Tränen gekommen und

ich musste rausgehen. Auch die Schwester verstand das überhaupt nicht, denn deren Kind durfte heute auf die Frühchen-Station verlegt werden. Aber so ist das eben: Manche reagieren auf Ängste und Veränderung pampig und andere werden still. So generös war ich damals jedoch nicht und freute mich daher, als sie sich mittags auf der anderen Station befanden.
Die meisten Babys lagen ein paar Wochen da, wenige nur kurz zur Überwachung nach einer OP. Sobald die Kinder keine Atemhilfe mehr benötigten, kamen sie eine „Etage" höher auf eine mittlere Überwachungsstation. Ganz am Ende, wenn sie nur noch wachsen müssen, auf die Frühchen-Station. In dem Krankenhaus, in welchem die Großen geboren wurden, gab es nur eine Intensiv- und Frühchen-Station. Hier gab es sogar ein paar Eltern-Kind-Zimmer. Das heißt, die Kinder lagen bei den Eltern im Zimmer, wurden aber trotzdem vom Monitor überwacht. Eine kleine Annäherung an zu Hause. Die Eltern machten dann alles selbst: füttern, wiegen, wickeln und die Schwestern schauten nur nach dem Rechten.

Der Kleine hatte regelmäßig Untersuchungstermine: Der Augenarzt kam, der Orthopäde, es wurden Ultraschalle vom Köpfchen und Herzen gemacht. Die Physiotherapeutin kam und zeigte mir Übungen für daheim, die ich unter ihrer Anleitung im Krankenhaus erlernte. Tja, und dann war da noch der Genetiker!

Wie ich schon geschrieben hatte, hatte unser Kleiner Sandalenfurchen an den Füßen, was ein Zeichen für ein Down-Syndrom sein kann. Außerdem befanden sich die beiden Hautanhängsel in seinem Gesicht, wovon eines bereits abgefallen war, seine Lider waren fusioniert und erst nach ein paar Tagen offen. Ich hatte nichts gegen die Genetiker, mein Bluttest war unauffällig, die Füße familiär bedingt und so ein Hautanhängsel schockte mich nicht. Als sie kamen, untersuchten sie ihn sehr gründlich und befragten mich ausgiebig. Sie fanden ihn unauffällig und zeigten sich zufrieden.

Das viel größere Problem stellte seine Hüfte dar. Direkt nach der Geburt wurde vermutet, dass der Oberschenkelkopf seines Beinchens nicht richtig in der Hüfte saß. Das Bein ließ sich am Anfang, durch die Kontrakturen, weder strecken noch schmerzfrei bewegen. Ein paar Tage später brauchte der Kleine keine Schmerzmittel mehr und das Bein wie auch die anderen Gliedmaßen wurden beweglicher. Man konnte es jetzt gerade strecken und sah nun deutlich die Längendifferenz der beiden Beine. Der Oberarzt der Orthopädie wurde hinzugezogen, um das Ausmaß festzustellen. Eine sogenannte 4b Hüfte. Eine Spreizhose gab es in dieser kleinen Größe nicht. Er wog ja gerade etwas über 1.200 Gramm. Also musste etwas speziell für ihn von den Orthopädie-Technikern gebaut werden. Im Alter von 2 Wochen bekam er seine erste angepasste Spreizhose. Diese sah wie Art Schale aus, bestehend aus Schaumstoff mit Klettverschlüssen, die um die Windel herumkam. Für

1.000 Euro! Unglaublich! Sie passte genau 10 Tage, dann war sie zu klein und der Orthopäde wurde erneut gerufen. Diese Spreizhose befand er nicht optimal und beim nächsten Modell sollte eine Art Keil hergestellt werden. In der Zwischenzeit wurde der Kleine breit gewickelt, das heißt, es wurden 2 Windeln über einander gezogen. Das ist auch eine Therapiemöglichkeit bei reif geborenen Babys, deren Hüfte noch nicht ausgereift ist. Es dauerte erneut 10 Tage, bis das „neue Modell“ fertig war. Dieser Keil saß zwischen den Oberschenkeln und wurde mit Klettbändern an den Oberschenkeln fixiert. Dies war deutlich leichter zu handhaben, auch wenn es mehr rutschte und ich ihm spezielle Hosen anzog, damit der Keil wirklich gut saß. Einen Tag später kam der Orthopäde zur Begutachtung und war mit dem Keil zufrieden. Der Keil sollte die inneren Oberschenkelmuskeln so weit dehnen, dass irgendwann der Oberschenkelkopf endlich runter in die Hüftpfanne rutschen könne. Noch war sein rechtes Beinchen kürzer als das linke Bein, stand etwas ab und ich nannte es daher sein „Yoga-Bein“. Mit dem Keil zwischen den Oberschenkeln und in seinen Yogahosen sah der Kleine aus wie ein kleiner Pinguin. Die Physiotherapeutin kam täglich zu ihm, dehnte und massierte das Bein und ich schaute mir einige Handgriffe ab.

Dort in der Kinderklinik gab es auch eine Psychologin, die regelmäßig vorbeikam und sich nach dem Befinden der Eltern erkundigte. Eine sehr gute Idee und wirklich hilfreich! Sie war nicht aufdringlich, sondern nett und da, wenn man sie brauchte. Mit ihr habe ich gute Gespräche geführt und auch viel über die Sorgen gesprochen, die der Große hatte. Aktuell besprachen wir das Thema „Sterben". Logisch. Ob sein Bruder jetzt überleben würde und er ihn irgendwann mit heimnehmen könnte. Kurze Zeit später fragte er mal eine der Schwestern, die den Kleinen gerade betreute, und sie meinte: „Du wirst deinen Bruder mit heimnehmen." Daraufhin meinte der Große: „Dann kann ich mich jetzt endlich freuen!" Und ganz, ganz viel Ballast fiel von ihm ab. Dies sind so Momente, bei denen mir immer die Tränen kommen, damals wie heute. Ich konnte ihm nie versprechen, dass mal alles gut sein würde, schon gar nicht zu Beginn der Schwangerschaft. Es freute mich umso mehr, dass wir nun wirklich etwas zu versprechen hatten.

Zum Glück ließen die ganz schlimmen Ängste etwas nach. Die Körperfunktionen stabilisierten sich, er brauchte derzeit keine Atemhilfe, hatte keine Abfälle und er wuchs. Es ist allerdings schon krass, was die Kleinen am Tag trinken müssen, um zuzunehmen. Circa 15 % vom Körpergewicht – das wären bei mir 7 Liter Milch! Er bekam das, auf kleine Portionen verteilt, angereichert mit Fett und Nährstoffen, was meine Milch noch kalorienreicher machte.

Wenn die Kinder entlassen werden, bekommen sie weiter ein Muttermilch-Supplement mit Fett, Eisen und Vitaminen, welche nicht in der Milch vorhanden sind. Gerade Eisen ist bei Frühchen wichtig, da erst am Ende

der Schwangerschaft die Babys mehr Blutvolumen und somit mehr Eisen haben. Der Eisenspeicher selbst ist nach circa 6 Monaten aufgebraucht. Da das Alter der Babys immer korrigiert und nach dem eigentlichen Geburtstermin berechnet wird, bekommen sie ihren ersten eisenhaltigen Fleisch-Brei auch mit korrigierten 6 Monaten. Da kann das Baby unter Umständen schon 9 Monate alt sein.
Zusätzlich erhalten manche Kinder noch Jodid oder Schilddrüsen-Hormone, je nach Blutwerten.

Als die ersten paar Tage zu Hause herum waren, schlich sich langsam etwas Routine ein. Da ich ein sehr organisierter und strukturierter Mensch bin, fiel es mir nicht so schwer, mich auf diesen straffen Zeitplan einzulassen. Meine Mama konnte endlich wieder heim und die Schwiegereltern sind pünktlich, einen Tag nach der Geburt, zu ihrer geplanten, fünfwöchigen Reise aufgebrochen. Mein Mann operierte deutlich weniger Patienten, damit er mobil sein konnte und nicht für Notfälle im Ort bleiben musste. Das einzige Kopfzerbrechen bereiteten mir die Sommerferien, in denen die Jungs den ganzen Tag zu Hause wären. Zum Glück waren es noch knapp 6 Wochen bis dahin ... Das würde ich mir dann überlegen.
Da der Kleine bis zum 13. Tag ohne CPAP blieb, konnten wir 2 x am Tag känguruhen, ich morgens, mein Mann an seinen freien Nachmittagen Mittwoch und Freitag. Dadurch hatte er zwar weniger Zeit mit seinen Großen,

aber die Zeit, in der ich im Krankenhaus lag, war daher umso intensiver gewesen. An den Wochenenden gingen wir alle 4 hin. Zumindest an dem Tag, an dem die Jungs zu ihrem Bruder durften. Für den anderen Tag „verkauften" wir sie guten Freunden, bei denen sie spielten. Stundenlang vor der Scheibe zur Intensiv-Station zu sitzen, war nicht so der Hit, manchmal aber nötig, da keiner Zeit hatte, auf sie aufzupassen. Das ewige Hin- und Herfahren nervte uns alle sehr, wir konnten es jedoch nicht ändern.

Für Mamis, die zu Hause keine großen Kinder hatten, boten sich die Familien- oder Mütter-Zimmer an. Allerdings lebte man so teils monatelang in dem Ort, in dem sich die Kinderklinik befand. Manche Frauen, die ich kannte, fuhren am Wochenende über Nacht mit ihrem Mann nach Hause, verbrachten aber den Großteil ihrer Zeit auf dem Klinikgelände. Auch schräg!

Die Mädels, mit denen ich so lange mein Zimmer geteilt hatte, und ich versuchten, uns so oft wie möglich zu treffen und mal einen Kaffee trinken zu gehen. Oft „verabredeten" wir uns beim Milch-Pumpen und berichteten uns gegenseitig von unseren Kleinen, erzählten von den anderen Kindern zu Hause und was es zum Essen gab!

So gut es ging, gab ich Tipps bezüglich des Pumpens, gerade wenn die Mütter frisch entbunden und bisher keine Erfahrungen hatten. Dass man nicht krampfhaft auf die Milchflasche schaut, wenn es nicht gut läuft, sondern sich lieber ein Foto vom Baby auf den Schoß legt. Dass jeder Tropfen zählt und es auch prima ist, wenn das Baby nur teilweise mit Muttermilch ernährt werden kann.

Die Schwestern, die mich und meine Geschichte kannten, fragten manchmal nach „Verbesserungsvorschlägen".
Hier in der Klinik fand ich sie soweit gut ausgestattet, nur auf dem Pump-Zimmer der Frühchen-Station gab es weder Stühle mit Armlehnen noch ein Waschbecken.
Das Einzige, was es zu „bemängeln gab", war die fehlende Intimität beim Känguruhen und dass man so häufig unterbrochen wurde. (Die Physiotherapeutin kam, der Augenarzt, der Orthopädie-Techniker ...)

Alle beobachtete ich mit Argusaugen, ob sie sich auch perfekt die Hände desinfizierten. Nach der langen Zeit hatte ich da echt einen Hau weg! Bis heute erwische ich mich immer wieder dabei, wie ich auch zu Hause alles übertrieben sauber und rein haben möchte. Auch bei den Großen hatte ich Schiss vor Keimen und einer Infektion. Es fiel mir schwer, wieder zu „normal" zurückzukehren. Aber nach so vielen Wochen auf der Intensiv-Station, wo es ganz wichtig ist, dass man den Kleinen nichts einschleppt, ist man einfach geprägt – und ich als Ärztin wahrscheinlich noch mehr.

Viele Dinge sah ich als Ärztin anders. Zum einen kannte ich die „andere Seite", zum anderen war ich dreifache

Frühchen-Mama. Wir hatten schon so viel erlebt. Dinge, die ähnlich oder immer noch gleich abliefen, oder auch Sachen, die man heute, 10 Jahre später, unterschiedlich macht.
Die Intensiv- und Frühchen-Station hatte eine andere Zimmerbelegung (hier waren es 3 bis 4 Kinder), damals lagen die Großen nur zu zweit. Das alleine schafft schon eine andere Intimität, als wenn mehr Kinder inklusive deren Angehörige im Zimmer sind, vor allem wenn man halb nackig am Känguruhen ist und nebenan Oma und Opa zu Besuch kommen. Zwei Besuchspersonen pro Baby sind gestattet, damals wie heute. Der Raum soll schließlich nicht vollgestopft sein und auch für unvorhersehbare Notfälle ausreichend Platz bieten. Genauso sollte man keine Taschen oder Ähnliches mit reinschleppen. Die meisten Kliniken bieten Spinde zum Mieten an. Auch Schmuck, Uhren usw. bleiben besser draußen. Manche Kliniken haben Überzieh-Kittel vorrätig, ansonsten empfiehlt es sich, einfach normale Kleidung zu tragen, frisch gewaschen und nicht einparfümiert! Das Baby soll schließlich Mama und Papa riechen und nicht Herrn Lagerfeld! Die meisten Mamas (auch ich) steigen wahrscheinlich schon in der Schwangerschaft auf parfümfreie Produkte um, da einem sonst schlecht wird. Das hat Mutter Natur clever eingerichtet.

Gerne kann man den Kleinen Kuscheltiere, Tücher, Decken und später Schlafsäcke mitbringen. Auch hier gilt: frisch gewaschen und ohne Duft. Schön ist es, wenn

Mama oder Papa die Sachen vorher auf der Haut tragen, damit das Baby lange etwas von seinen Eltern hat, auch wenn diese bereits zu Hause sind. Das Gleiche gilt für eigene Babykleidung. Einfach die Schwestern fragen, ab wann sie benötigt wird. Eine gute Idee ist es, kleine Bücher zum Vorlesen mitzunehmen. Die Babys sollen ja möglichst viel von Mamas und Papas Stimme hören. Einige Eltern haben am Anfang Hemmungen, dem Baby etwas zu erzählen, und kommen sich komisch vor, vor allem, wenn Fremde im Raum sind.

Zum Versorgen der Kleinen wird man heute sehr früh herangezogen, ganz anders als vor 10 Jahren. So war ich total platt, als mich die Schwester plötzlich fragte, ob ich dem Kleinen eine frische Windel machen wollte. Gut, gewindelt hatte ich sicherlich schon 7.000 Mal, aber noch nicht bei 1.200 Gramm.

Man gewöhnt sich schnell wieder daran, es ist alles nur kleiner und sie zappeln nicht so herum. Natürlich vergaß ich Fieber zu messen und bemerkte es erst, als die Windel bereits zu war. Auch an „saubere Hand", „dreckige Hand" musste ich mich erst wieder gewöhnen. (Die Hand, welche mit dem Windelinhalt in Berührung kommt, und die Hand, die anreicht.)

Später kommt das Sondieren der Muttermilch hinzu, nachdem die Schwester die Lage der Sonde kontrolliert hat. Einmal saß ich beim Känguruhen so entspannt im Stuhl, dass ich glatt vergaß, weiter zu sondieren. Zum Glück war es nicht so schlimm und der Kleine bekam seine nächste Mahlzeit einfach ein paar Minuten später. Meistens konnte ich sehr gut abschalten und die Zeit beim Känguruhen genießen. Es gab nur wenige Situationen, während derer ich angespannt dalag, nämlich wenn der Kleine mit seiner Sättigung abfiel und die Geräte ständig piepsten!

Einmal bekam der Kleine einen frischen Zugang ins Zimmer, direkt aus dem OP. Die Geräte für die Erstversorgung piepsten und machten ganz laute Geräusche. Da fing der Kleine an zu wimmern und wurde ganz unruhig. Da war mir sofort klar: Die Babys bekommen viel mehr mit, als man so denkt! Das bekannte Piepsen vom Nachbarsjungen störte ihn nämlich überhaupt nicht!

Auch wenn sie noch so klein sind, sie haben schon einen eigenen Willen: Der Kleine mochte die Bauchlage überhaupt nicht, er versuchte immer seinen Kopf zu drehen und wurde mit seinen Herztönen dann so schnell, dass der Alarm anging. Nicht selten kam ich ins Zimmer: die Herztöne bei 190, wildes Gepiepse und der Kleine lag irgendwie merkwürdig da! Dann kam eine Schwester herein und meinte nur: „Nicht, dass Sie glauben, ich habe ihn so hingelegt!“ Er lag viel lieber auf dem Rücken. Den Schwestern gefiel das nicht so sehr, da die Babys in Bauchlage leichter atmen können.

Alle Babys werden bei den Versorge-Runden neu gelagert, damit sich keine Druck- oder wunde Stellen bilden.

Im Bett befindet sich eine Stufe, um ihnen das Atmen zu erleichtern. Die Schwestern machten es den Kleinen immer ganz nett: bunte Decken, Fleece mit Fußball oder Tieren darauf, selbstgestrickte Mützen und Socken. Später beim „offenen" Wärmebett gab es einen schönen Betthimmel! Eine Schwester meinte damals: „Ich nehme bei dem Kleinen keinen blauen Himmel, denn dann sieht er bläulich aus und man denkt, man müsste nochmals die Sättigung kontrollieren. Wir nehmen lieber rot. Es schmeichelt dem Teint viel besser!"
Tja, Erfahrung!!!
Den Betthimmel bekamen nur die Lang-Lieger-Babys. Später auf der Frühchen-Station merkte man daher den Neid vieler Eltern. Mich „störte" der Inkubator nicht so sehr. Es war ein geschützter Raum für den Kleinen, mehr abgeschirmt als im offenen Bettchen, viel ruhiger, da die Umgebungsgeräusche weniger zu hören sind und man „weniger hineingreift". Man öffnet bewusst die Tür des Inkubators mit desinfizierten Händen. Er steht auch als Barrierefunktion. Gerade Personen, die selten auf einer Intensiv-Station sind, wie zum Beispiel der Orthopädie-Techniker, werden so „noch kurz abgehalten" ans Kind zu gehen, bevor sie sich die Hände gewaschen und desinfiziert haben.
Allerdings „sieht" ein Baby im Inku „kränker aus", als wenn es nur im Wärmebettchen liegt. Die Babys werden dann komplett angezogen mit Strampler, Hemdchen, Body und werden richtig zugedeckt. Laut den Kinderärzten braucht die Temperaturregulierung sehr

viel Energie und wenn man die Babys zu früh ins Wärmebettchen packt, nehmen sie nicht so schnell zu. Ihnen fehlt das Körperfett, um sich selbst warm zu halten.
Als wir den Mittleren damals mit 2.000 Gramm im März heimgeholt haben, hatten wir noch ein Winterwetter. Wenn wir rausgingen, habe ich ihn mit Schaffell, Wärmekissen und Decken ordentlich zugedeckt. Mehrmals habe ich auch, das muss ich zugeben, die Temperatur rektal kontrolliert, wenn wir wieder zu Hause ankamen. Auch ein „Relikt" aus diesem wochenlangen Liegen auf der Intensiv- und Frühchen-Station. Frische Luft tut allen gut, aber eine Unterkühlung ist nicht so toll. Selbstverständlich werden die Babys nur entlassen, wenn sie es schaffen, ihre Temperatur selbst zu regulieren.

Manche Zimmergenossen vom Kleinen lagen nur kurz bei ihm, da sie sehr bald keine Atemhilfe mehr benötigten und weiterziehen konnten.
Für Zwillingsmütter, von denen ich auch ein paar kennen gelernt habe, war es manchmal echt blöde, wenn eins der Babys auf der Intensiv- und eines auf der Frühchen-Station lag. So mussten sie sich aufteilen und überlegen, wann mit wem zu känguruhen ist oder gar zu stillen und wer wie viel Milch auf die Station bekam. Und wehe, es gab noch ein großes Kind zu Hause, dann wurde es erst recht kompliziert. Es kam auch vor, dass man morgens, wenn das große Kind im Kindergarten

spielte, abgehetzt erschien, nur um zu sehen, dass eines verlegt worden war und nun andere Versorge-Zeiten hatte. Känguruhen durften nur Mama und Papa. Weder Geschwister noch Oma und Opa. Besuchen durfte die ganze Familie das Baby, jedoch nur paarweise und mit einem Elternteil. Das schönste Bild, das mir im Gedächtnis geblieben ist, war eine Mami, die mit Zweien gleichzeitig känguruhte.

Was die geänderten Versorge-Zeiten anbelangt: Meistens wird zuvor besprochen, dass das Baby jetzt soweit ist, um größere Pausen zwischen den Mahlzeiten zu verkraften. Es muss die neue, größere Menge schaffen und der Blutzucker zwischen den Mahlzeiten muss gut reguliert sein.

Die Milchmenge, die geschafft werden muss, war vor 10 Jahren etwas weniger. Damals hieß es: 15 % vom Körpergewicht als Milchmenge in Milliliter und das über den Tag verteilt, d.h. entweder alle 3 oder 4 Stunden. Wenn ein Baby 2.000 Gramm wog, wären 15 % 300 ml und es müsste alle 4 Stunden 50 ml trinken.

Bei einem reif geborenen Baby geht man von der 1/6-Formel aus. Daher fand ich das Stillen später viel „entspannter". Das Baby trinkt, solange es will. Man sieht nicht, „wie viel noch im Fläschchen ist" und stresst sich deshalb.

Nach ungefähr 2 Wochen fühlte sich mein Körper langsam wieder „normal" an. Die Kaiserschnittnarbe sah zwar krumm aus, aber richtig verheilt, der Faden selbst

gezogen und die Gebärmutter klein und gut zurückgebildet. Der Wochenfluss war zum Glück auch vorbei (je nachdem, ob man spontan oder per Sectio entbindet, dauert er unterschiedlich lange an), ein guter Pumprhythmus gefunden und die Brust, insbesondere die Warzen, hatte sich an das Saugen bzw. den Unterdruck der Pumpe gewöhnt. Die Milchmenge konnte ich so steigern, dass ich jedes Mal ungefähr 50 ml pumpte. Das entspricht dem, was ein reifes Neugeborenes dann zu Hause trinken würde. Das hatte ich bei den Großen auch so gehandhabt. Natürlich ist das momentan zu viel, aber der Rest lässt sich leicht einfrieren. Allerdings war nach kurzer Zeit der Gefrierschrank in der Klinik sehr voll mit unserer Milch, so dass ich auch zu Hause einen Teil deponierte. Das macht aber gar nichts, das Baby kann später darin baden, die Milch kann zur Herstellung für den Brei verwendet oder einfach für „Notfälle" aufbewahrt werden.
Die Milchmenge anpassen würde ich erst, wenn der Kleine voll gestillt wäre. Solange muss man eh zusätzlich abpumpen und nach 2 Tagen hat sich die Brust daran gewöhnt.

Zum Glück regenerierten sich auch meine Beinmuskeln langsam, da das Treppensteigen die ersten Tage eine eigene Herausforderung darstellte. Um zur normalen körperlichen Fitness zurückzufinden, dauert es Wochen. Durch die Stillhormone ist das ganze Gewebe noch weich, so dass auch der Beckenboden erst nach dem Abstillen wieder ganz fest wird. Für einen Rückbildungskurs fehlte mir, wie auch beim Mittleren, schlichtweg die Zeit. Ich versuchte, ein paar Yogaübungen abends vor dem Fernseher einzuplanen, wenigstens 10 Minuten.

Beim Großen verhielt ich mich viel konsequenter. Da mir mein Schwangerschafts-Yoga-Kurs auf Grund der Frühgeburtlichkeit verwehrt geblieben war, wurde er mir netterweise in einen Mami- und Baby-Yoga Kurs umgewandelt.
Die Übungen versuchte ich sehr häufig zu Hause durchzuführen, da ich nach der Geburt solche Hüftschmerzen hatte, dass ich oft nicht gut schlafen konnte. Der Große hat selig neben mir gepennt und ich lag wach ... Der Grund war ein ganz einfacher: Ich belastete nur ein Bein. Das Kind in einem Arm, die Hüfte rausgeschoben und der Rücken krumm wie ein S. Diese Haltung findet sich bei ganz vielen Frauen und wenn die Kinder größer sind, setzt man sie auch noch auf dieser Hüfte ab. Also versuchte ich, bewusst mal das andere Bein zu belasten und das Baby auf der anderen Seite zu tragen.
Daher halfen mir die Yogaübungen, die im Ein-Bein-Stand durchgeführt wurden, und die Übungen in Rückenlage.
Diesmal versuchte ich von Anfang an darauf zu achten, nicht zu krumm zu stehen.

Auch was die Ernährung anbelangt, wollte ich meine guten Vorsätze befolgen.
Am Ende der Stillbeziehung war ich jedes Mal abgemagert und so nahm ich mir dieses Mal vor, gut und reichlich zu essen und mir dafür mehr Zeit zu nehmen als bei dem Großen und dem Mittleren. Eine meiner Freundinnen hatte sich sogar eine Grenze bei 50 kg gesetzt, bei deren Erreichen sie abstillen würde!
Beim Großen konnte ich während der 10 Tage, in denen er in der Kinderklinik lag, das „Mütter-Essen" für die stillenden oder pumpenden Frauen in Anspruch nehmen. Als er dann zu Hause war, gab es mittags oft nur ein Brot für mich, denn mein Mann und ich kochten abends. Den Mittleren besuchte ich nur vormittags in der Klinik und aß daher auch nicht mit den anderen Müttern. Ich kochte, wenn ich heimkam, schnell irgendein „Kinder-Essen" wie Schnupfnudeln oder Pfannkuchen für den Großen und aß mit ihm. Da mein Mann mittlerweile seine Praxis in einem anderen Ort hatte (er mittags dort aß), fiel das gemeinsame Essen am Abend weg. Er ging lieber seinen Sohn im Krankenhaus besuchen.
Dieses Mal frühstückte ich ausgiebig mit den Jungs, bevor wir alle(!) mit Vesper in der Tasche das Haus verließen, die Jungs zur Schule und ich in die Kinderklinik. Wenn ich abends Brote schmierte, dann immer eines für mich mit. Und genau so wie ich für sie eine große Flasche Wasser einpackte, tat ich das auch für mich. Da ich die Zeit beim Kleinen so gründlich ausnützte, wie es

ging, musste auch das Mittagessen gut geplant sein. Meist kam ich genau zum Schulschluss an und an den Tagen, an denen mein Mann nur kurz Mittagspause hatte, musste es schnell gehen. Am Wochenende oder wenn mal mehr Zeit war, kochte ich große Mengen vor und fror sie ein. (Absoluter Favorit ist die „7 Gemüse-Soße" von Jamie Oliver. Da ist ein Haufen Gemüse drin, gut zum Vorbereiten und Einfrieren und es lassen sich daraus viele verschiedene Gerichte zaubern!)
Wenn mein Mann nachmittags nicht in die Praxis musste, hatte ich mehr Zeit, dann genossen wir das gemeinsame Essen. Trotzdem gab es auch manchmal Pizza oder nur Nudeln, weil ich im Stau stand oder nicht rechtzeitig aus der Klinik wegkam.
Normalerweise spürt man den „Still-Hunger", so nenne ich es, ganz gut, nur in Stress-Phasen eben nicht. Tja, und was ist das: ein Kind in der Klinik? Ganz klar Stress! Also muss man gut darauf achten, regelmäßig zu essen, sonst bleibt man selbst auf der Strecke. So fanden sich in allen Taschen, im Auto und im Spind in der Kinderklinik Müsliriegel, Nüsse, Schokolade und Fruchtsäfte. Wie ich früher, als die Kinder noch kleiner waren, mich mit den obligatorischen Dinkelstangen auf dem Spielplatz aufhielt, hatte ich jetzt Fressalien für mich dabei. Oft gab es für mich mittags noch ein Kuchenstück extra, einfach deshalb, um auf die Kalorienmenge zu kommen. Das musste ich den Jungs nur gut verkaufen, denn jeden Tag Kuchen essen – wo kämen wir da hin?!

Ab und zu versuchte ich mich auch bewusst in die Sonne zu setzen, um ein bisschen Vitamin D zu tanken. Nach einer Schwangerschaft hat eine Frau bekanntlich eine Osteoporose, da das Kind sehr viel Calcium benötigt, um seine eigenen Knochen aufzubauen, und nach den vielen Wochen im Krankenhaus fehlt einem auch die Sonneneinstrahlung. Ideal wären 20 bis 30 Minuten mit unbedecktem Kopf und freien Unterarmen und Beinen in der Sonne, ohne Sonnencreme wohlgemerkt, um genügend Vitamin D zu bilden.

Daher nahm ich zusätzlich meine „Schwangerschafts-Vitamine und -Mineralien" weiter. In der Schwangerschaft nimmt sich das Kind, was es braucht, und auch die Stillzeit ist zehrend.

Ich sah auch durch den Blutverlust noch zusätzlich blass aus. Beim Mittleren fragte mich eine ehemalige Kollegin, warum ich so gelblich aussähe. In meinem Blut befanden sich nur noch die Hälfte meiner roten Blutkörperchen, vielleicht war das der Grund?! Ganz ehrlich, die Hälfte alle Mamis sind nach der Geburt sehr blass und im Sommer zusätzlich mit Pigmentflecken übersäht, sodass die Blässe noch mehr zum Tragen kommt!

Was die Pigmentflecke angeht: Man „bräunt" durch die Schwangerschaftshormone unterschiedlich und wird wirklich fleckig. Da hilft nur ein guter Sonnenschutz im Gesicht. Die Pigmentstörungen verschwinden meistens nach der Geburt wieder, genauso die braune Linie zwischen Schambein und Bauchnabel. Viele Frauen entdecken „ihre Linie“ erst, wenn die Bauchdecke nach der Geburt wieder geschrumpft ist.

Da ich ja immer Frühchen bekam, war mein Bauch im Prinzip einen Tag nach der Geburt wieder flach. Man spürte nur noch die noch vergrößerte Gebärmutter darunter und sah die etwas gedehnte Haut um den Nabelbereich. Nur eben nicht im T-Shirt, und so erntete ich oft neidische Blicke von anderen Wöchnerinnen. Ich sah das jedoch als ausgleichende Gerechtigkeit an. Schließlich trug ich auch nie so einen mega großen und prallen Bauch vor mir her und durfte, darauf war ich neidisch, auch nie, frisch entbunden, ein Baby-Bettchen mit in den Frühstücksraum schieben!!
Was nicht so zügig ging, betraf die Rückbildung der verbreiterten Hüfte. In der Schwangerschaft bereitet sich der Körper langsam auf die Geburt vor, alle Bänder werden gelockert und die Hüfte verbreitert sich. Bei mir maß ich ganze 10 cm Hüftumfang! Die Hüfte hatte sich jeweils im 3. Schwangerschaftsmonat bereits deutlich verbreitert und ich musste Schwangerschaftshosen anziehen, obwohl noch gar kein Bauch zu sehen war.
Nun sah der Bauch zwar schön flach aus, aber durch die 10 cm mehr Hüftumfang durfte ich wohl oder übel noch die Umstandsjeans tragen. Oder besser die Umstandsleggings und Röcke, denn die Narbe mochte eigentlich noch keine Jeans spüren! Sämtliche bequeme Sommerkleider hingen ungenutzt im Schrank. Wie auch? Ich

konnte sie schlecht hoch rollen und beim Pumpen in Unterhose dasitzen!!

Nach 2 Wochen, an denen es bei meinem Körper „bergauf ging", hatte der Kleine einen kleinen Rückschritt: Er musste wieder an das CPAP-Gerät. Laut dem behandelnden Oberarzt ist das völlig normal, da sich die Lunge nach 14 Tagen umbaut und oft eine erneute Atemunterstützung nötig wird.
Da ich das vom Mittleren und schon gar nicht vom Großen kannte, betrübte mich das sehr. Er beruhigte mich und meinte, er hätte mich ja schon darauf vorbereitet, dass das kommen könne. Was natürlich stimmte, aber trotzdem echt ärgerlich war! So musste auch die Ernährungssonde wieder über den Mund laufen, womit die Babys oft schlechter selbstständig trinken, als wenn sie durch die Nase geht. Die Babys bekommen ganz am Anfang Muttermilch auf einem Wattestäbchen in den Mund geschoben, um daran zu schlecken und um sich an den Geschmack zu gewöhnen. Später erhalten sie dann probeweise Milch in einen kleinen Sauger geträufelt, um die Saugkoordination zu trainieren. Da freut man sich um jeden Milliliter, der dann selbst getrunken wird!

Die Schwestern hatten ihn nicht leichtfertig wieder angeschlossen, sondern verschiedene Atemunterstützungen ausprobiert. Letztendlich sind wir doch wieder beim CPAP angelangt. Es war schon kurios, denn beim

ersten CPAP hatte er mehrfach versucht, ihn sich selbst zu ziehen und er motzte, wenn man die Schläuche wieder in seiner Nase befestigte. Dieses Mal hingegen tolerierte er ihn problemlos, wohl wissend, dass er ihn jetzt nötig hatte.
Jetzt hatte er auch „Punkte“. Für jeden Sättigungs- oder Herztonabfall gab es einen Punkt und nach einer bestimmten Anzahl pro Schicht muss das Baby wieder an die Atemhilfe. Die Schwestern erklärten mir alles ausführlich, beschrieben das Nasenflügeln und die Einziehungen zwischen den Rippen beim Atmen. Das war alles klar und es leuchtete mir natürlich ein, dass er die Unterstützung brauchte, nur heulte ich doch innerlich ein wenig! Beim Mittleren gab es diesen Rückschritt damals nicht, obwohl sie mich immer darauf vorbereitet hatten: „Frau O., es kann auch mal rückwärtsgehen, das ist ganz normal. Seien Sie nicht enttäuscht. Zwei Schritte vor, einen zurück.“
Auch beim Großen lief alles, abgesehen von der Gelbsucht und der folgenden Trinkschwäche, wie am Schnürchen. Keinerlei Atemhilfe wurde benötigt und auch der „magische 13. Tag“ verlief problemlos. Da befanden wir uns auch schon zu Hause. Bei dem Baby einer Zimmergenossin, das in der 34. SSW geboren wurde, lief zunächst alles super. Es kam gleich auf die Frühchen-Station, musste dann aber doch länger bleiben, da die Atmung ab dem 13. Tag nicht mehr optimal funktionierte. Man steckt also nicht drin.

Ganz im Gegensatz zu dem Baby einer anderen Mitbewohnerin. Es kam zunächst auf die Intensiv-Station, da es auch eine Atemhilfe benötigte, dann aber ganz schnell auf die Frühchen-Station, ohne zuvor den Schritt über die zwischengeschaltete Überwachungsstation zu nehmen.
Bei den weiblichen Babys der Mamis, die ich kannte, verlief alles noch zügiger und komplikationsloser. Mädchen, das erfuhr ich schon beim Großen, sind einfach schneller und machen weniger Faxen. Vor allem die ganz Kleinen und Zarten verhielten sich etwas zäher. Bei einem „angekündigten Frühchen“ hörte ich mehrfach die Schwestern fragen, ob es denn wenigstens ein Mädchen sei!

Mit dem CPAP war der Kleine die ersten Tage deutlich ruhiger und durfte dann nur noch einmal am Tag raus zum Känguruhen. Das sollte eigentlich das Highlight meines Besuches sein! An den Tagen, an denen mein Mann nachmittags oder wir gemeinsam hinfuhren, steckte ich zurück und ließ meinen Mann kuscheln. So saß ich also bei meinem Besuch vor dem Inku, streichelte ihn durch die Türchen und erzählte ihm irgendetwas. Das machte mich schon etwas traurig: immer so weit fahren und ihn dann nur durch die Scheibe zu betrachten, ganz wie am Anfang! Was für mich jedoch völlig außer Frage stand, war, dass der Man zurückstecken musste. Er sah ihn eh nur an 4 Tagen in der Woche und nicht wie ich täglich. Daher gestand ich ihm zu, wenigs-

tens mit ihm zu kuscheln. In dieser Zeit nahm ich Kinderbücher der Jungs mit und las oder sang ihm vor. So hörte er wenigstens meine Stimme.
Zeitgleich wechselte der Kleine auch sein Zimmer. Das bedeutete, bald die Station zu verlassen und einen Stock höher zu ziehen. Glücklicherweise traf er da wieder mit seinem Anfangs-Zimmer-Kumpel zusammen und wir Mamas konnten uns erneut unterhalten.
Es überraschte mich aufs Neue, was in 2 oder 3 Wochen passierte, und wie auch Frühchen langsam groß werden! Das wöchentliche Wiegen und Messen fand ich daher immer spannend.
In den ersten 3 Wochen „wuchs“ der Kleinen nicht, man hatte ihn am Anfang wohl zu großzügig gemessen. Es sah eher so aus, als sei er nach einer Woche 2 Zentimeter geschrumpft!
Was das Gewicht angeht: Babys nehmen am Anfang immer ab. Daher findet sich hier auch ein deutlicher Unterschied zu den reif geborenen Babys. Bei diesen wartet man den Milcheinschuss der Mamas am 3. oder 4. Tag ab, akzeptiert eine Gewichtsabnahme und füttert erst zu, wenn die Gewichtsabnahme zu stark wird.
Bei Frühchen wird gleich sondiert oder gefüttert, bzw. über die Venen Flüssigkeit oder Nährstoffe gegeben. Sie sollen nicht zu sehr abnehmen, da sie von Haus aus viel leichter sind. Hat die eigene Mami noch keine Milch, wird Muttermilchersatznahrung gegeben. Oft funktionieren auch die Nieren am Anfang nicht perfekt, das

Baby lagert Wasser ein und erscheint daher „rundlicher“.
Beim Mittleren verhielt sich das so. Er wog kurz nach der Geburt 1.220 Gramm, die Nieren taten noch nicht ihren Dienst und als sie in Gang kamen, wog er plötzlich nur noch 970 Gramm!! Tja, und er sah dann auch plötzlich ziemlich runzelig aus!
Mit diesem Gewicht nahm er sein erstes Bad, in einer Mini-Badewanne, im Inkubator ein.
Auch bei ihm reichte meine Muttermilch von Anfang an, denn er bekam wie der Kleine nur 12 mal 2 ml. Einmal jedoch kam ich ins Zimmer, vollgepackt mit Kühltasche, Akkus und Milchflaschen, wollte sie der Schwester geben und sah so eine katzen-graue Flüssigkeit in seiner Trinkflasche. Ich fragte die Schwester, was er denn jetzt Neues bekäme. Sie meinte, das sei Säuglingsersatznahrung. Von meiner Milch gäbe es nicht genug! Daraufhin zeigte ich ihr den halben Liter, den ich vorbeibrachte und sie stutzte ein wenig. Da sie den Mittleren bisher nicht betreut hatte, erstaunte es sie sehr, dass ich so viel Milch mit mir führte, aber nichts da sei. Sie fragte in der Milchküche nach und erfuhr, dass einfach nicht genug für ihn aufgetaut worden war! Da meinte sie grinsend, diese Pulvermilch würde ihm auch nicht schmecken, denn er verzog beim Füttern das Gesicht!
Selbst bei Kleinigkeiten lohnt es sich immer nachzufragen, wenn einem etwas komisch vorkommt.

Im neuen Zimmer des Kleinen herrschte viel mehr „Unruhe“. Hier lagen auch Babys, die nur kurz, z.B. nach einer Operation, überwacht werden mussten. Babys, bei denen nach der Geburt der Blutzucker schwankte, die kurzzeitig eine Atemhilfe benötigten, oder Babys, bei denen noch nicht klar war, ob sie es gleich auf die Frühchen-Station schaffen würden. So gab es, nachdem unser Kleiner und sein Kumpel zwei Betten belegten, im dritten Bett ein Kommen und Gehen. Da diese Eltern meist nicht die „wochenlange Intensiv-Prägung“ hatten, benahmen sie sich auch anders als wir „erfahrenen Eltern“. Sie verhielten sich generell lauter, lachten mehr, hatten öfter Besuch und nahmen alles „etwas lockerer“, logischerweise! Trotzdem fühlte sich das für mich merkwürdig an, gerade nach dem anfänglichen Bangen und Angst haben. Gut, unser Kleiner gehörte schon zu den „Großen“, der, sobald dringend Plätze benötigt würden, die Intensiv-Station verlassen dürfte.

Da der Kumpel vom Kleinen immer wieder Pausen bei der Beatmung tolerierte, kam nun der Zeitpunkt, einen Stock höher zu ziehen. Es freute mich natürlich für ihn und seine Familie, absolut, aber ein bisschen traurig fand ich es schon, dass unsere Treffen und Gespräche nun seltener wären.

Mit Eltern von Frühchen aus anderen Zimmern hatte man deutlich weniger zu tun. Manche Mamis besuchten einen zwar beim Känguruhen, gerade wenn man sich noch von der Frauen-Station kannte, aber fremde Eltern eben nicht.

Ein paar Eltern traf man am Wochenende vor der Station im Besuchsbereich, wenn sie mit der Familie kamen. Man berichtete kurz von den Neuigkeiten, die es gab. Auch hier wurde ich oft um meinen gynäkologischen Rat gebeten. Den Frauen blieb meist keine Zeit, zu Hause zum Arzt zu gehen, so zeigten sie mir hier ihre Narben oder fragten nach Verhütungsmitteln.
Wenn nur mein Tag mehr Stunden hätte!!!
So gerne wäre ich zu ein paar Kursen gegangen, die die Kinderklinik hier anbot: Säuglingspflege, Reanimationskurse, Stillen und Füttern, Tragen und vieles mehr. Leider konnte ich mir keine Zeit dafür nehmen, da die Kurse immer vormittags stattfanden, wenn ich meine Stunden mit dem Kleinen verbrachte. Davon wollte ich nichts abzwacken. Wären sie nachmittags oder am Wochenende gewesen, hätte ich, während mein Mann am Kuscheln war, hingehen können. Es gab auch Treffen von Frühchen-Eltern und Selbsthilfe-Gruppen, außerdem zeigten die Physiotherapeuten den Eltern Übungen für das Baby.
Mamis, die hier wohnten, besuchten einige dieser Kurse. Irgendwie muss man so einen Tag im Klinikgelände ja rumbringen.
Mein Tag war so „durchgetaktet“. Zu Hause verbrachte ich relativ viel Zeit mit Pumpen, denn ich wollte auf 7 bis 8 „Mahlzeiten“ kommen. Ähnlich wie er später trinken würde. In der Klinik pumpte ich bevor und nachdem ich bei ihm war ab. Da ich morgens gleich um 6.30 Uhr pumpte und erst gegen 13.20 Uhr wieder daheim

eintraf, hätte einmal nicht ausgereicht. Außerdem wollte ich ihm auch „frische" Milch dalassen.
Nach dem Mittagessen pumpte ich zügig ab, dann wollte ich mir für die Jungs Zeit lassen. Die Hausaufgaben kontrollieren, mit ihnen lernen und auch mal sehen, was in den letzten Wochen in der Schule passiert war. Wir tranken zusammen einen Tee oder aßen ein Eis auf der Terrasse und bequatschten alles Mögliche. Oft ließen wir die „Krankenhaus-Gedanken" außen vor und versuchten im Hier und Jetzt zu sein.
Ganz selten klingelte mal das Telefon und es stand „Intensiv" drauf, in solchen Momenten wurde ich schreckensbleich! Zum Glück führten wir diese Telefonate nur wegen positiven Dingen. Zweimal ging es um Studien und zweimal wollte sie mir nur Neues vom Orthopäden berichten!! Einmal sah der Große das Telefon klingeln und rief ganz erschrocken: „Mama, die Intensiv, es ist was mit dem Kleinen!"
Gelegentlich versuchten wir uns auch mit Freunden zu treffen, wobei dies echt selten vorkam. Zum einen hatte ich ein mega schlechtes Gewissen, diese Zeit nicht beim Kleinen zu sein, zum anderen wollte ich mich intensiv um die Großen kümmern. Na ja, gute Freunde sollten das auch verstehen.
Einmal waren wir Samstagabend auf einem Fest eingeladen, gingen auch hin, aber so wirklich amüsieren konnte ich mich nicht.
Wenn mein Mann abends nach Hause kam, fühlte es sich manchmal nach „früher" an. Wir zu viert auf der

Terrasse, am Grillen und heimlich Gedanken schmieden, wie es sich wohl mit dem Kleinen zu Hause anfühlen würde. Da der Kleine uns momentan keine „schlimmen“ Sorgen machte, haben wir uns solche Gedanken auch erlaubt. Wir wussten, dass es bis dahin noch ein langer Weg wäre, schließlich geht man vom errechneten Entbindungstermin aus, und der sollte erst am Ende der Sommerferien sein.
Die Kinder durften abends bei uns im Schlafzimmer ihr Lager aufstellen. Sie schliefen die komplette Klinikzeit bei uns. Am Anfang, als ich den Blasensprung hatte, nicht wusste, was weiter mit dem Baby im Bauch geschehen würde, brauchte ich die Jungs um mich herum. Ich fand es total beruhigend, sie nachts atmen zu hören, nicht wissend, ob das Baby je atmen würde! Als ich später im Krankenhaus lag, schliefen sie bei meinem Mann, danach wollte ich sie auch nicht sofort rausschmeißen, denn ich hatte sie so sehr vermisst.

Die Schwester versuchten beim Kleinen immer wieder CPAP-Pausen zu machen. Zunächst beim Wickeln und Versorgen, manchmal beim Känguruhen oder auch dann, wenn die Physiotherapeuten ihn besuchten.
Es war so schön, ihn wieder ohne Schlauch in der Nase auf der Brust liegen zu haben. Fast wie früher! Was die Pausen betrifft, da gab es auf Station ganz klare Vorgaben: so und so lange Pause, maximal so und so viel Punkte. Falls er zu viele Punkte machte (Sättigungsabfälle), kam er wieder dran – und dass auch für 24 Stun-

den. Erst danach gab es eine erneute Möglichkeit. Manchmal fielen die Pausen in den Nachtdienst, manchmal passierten sie zu einem Zeitpunkt, an dem ich mich nicht in der Klinik aufhielt, was ich umso bedauernswerter fand.

Als ganz stolze Mama ging ich heim, wenn er es sogar ein paar Stunden schaffte. Das gab mir Hoffnung, dass bald auch ein ganzer Tag käme und dann mehrere.

Er sah auch immer mehr „baby-mäßig“ aus – mit Body, Strampler, Socken und Mützchen. Sie versuchten, ihm auch ab und zu einen Schnuller anzubieten, das mochte er nur selten. Meist würgte er davon.

Dafür funktionierte das Trinken aus dem Fläschchen immer besser. Es schmeckte ihm wohl und manche Schwestern hatten auch Zeit und Muße, gemütlich mit ihm zu üben, oft im Nachtdienst. Auch mein Mann und ich durften ihm das Fläschchen anbieten. Was er nicht schaffte, wurde sondiert, nachdem die geschluckte Luft abgesaugt worden war.

So im Arm, mit Flasche, ohne CPAP und angezogen bekam ich doch allmählich das Gefühl, es gehe voran und auch irgendwann heim! Ich versuchte ihn nicht mit dem Bruder zu vergleichen, der es schon nach 3 Tagen ohne Atemhilfe schaffte und „lediglich“ zunehmen musste. Der Kleine hatte durch den 12 Wochen langen Blasensprung doch eine ganz andere Ausgangssituation gehabt. Niemand konnte mir versprechen, wie sich die Lunge ohne oder mit sehr wenig Fruchtwasser entwickeln würde. Keiner konnte mir auch sagen, wann er es denn endlich ohne das CPAP schaffen würde. Die Ärzte waren sich jedoch einig, dass das „nur“ wegen dem Umbau der Lunge geschah, schließlich kam er am Anfang mehrere Tage ohne Beatmung aus. Hätte die Lunge einen schweren Schaden gehabt oder wäre nicht gut gebaut gewesen, würde er noch keine Pausen vom CPAP durchhalten.

Da ich vor den Schwangerschaften einmal eine CMV-Infektion durchgemacht hatte, musste die Muttermilch bis zur vollendeten 34. Woche pasteurisiert werden. Das geschah beim Mittleren so und eben auch beim Kleinen. Man geht davon aus, dass sich das Virus reaktivieren kann und sich dann hoch konzentriert in der Muttermilch wiederfindet. Das ist nicht gleich zu Beginn, sondern erst nach ein paar Tagen, sodass das Kolostrum direkt gegeben werden kann. Danach muss die Muttermilch kurz auf 62 Grad erhitzt werden. Schließlich sollen alle guten, bioaktiven Stoffe weiter in ihr erhalten bleiben.

Daher durfte ich auch nicht stillen!!! Ich Arme! Ich hatte mich in den Schwangerschaften immer darauf gefreut, die Kinder gleich nach der Geburt anlegen zu können. Und nie, gar nie wurde etwas daraus!!! Nicht mal beim Großen, der mit 33+5 ja wirklich groß war!

Nie kuscheln, kein Bonding, nichts ...

So ersehnte ich den Tag, an dem der Kleine endlich die 34+0 erreicht haben würde! Kurz davor besprach ich noch einmal mit dem zuständigen Oberarzt die Situati-

on, nicht dass ich mich auf dieses bestimmte Datum einschieße und dann wird es nichts. Doch, ab 34+0 darf ich, hieße es.
Als der Tag anbrach, hatte ich sehr mit der Nervosität zu kämpfen. Das übliche Vorgehen: vorher versorgen, dann wiegen, dann anlegen und anschließend wieder wiegen. Was soll ich sagen, er stellte sich echt gut an! Er nahm die Brustwarze gut in sein Mündchen und saugte vorschriftsmäßig! Auch bei ihm nutzte ich meinen Trick und pumpte vorher mit der kleinen Handpumpe. So ist der Milcheinschuss bereits da, die Milch läuft gut und er muss nur noch schlucken.
Er trank gleich ein paar Milliliter, dann war er kaputt und bekam anschließend den Rest sondiert. Für den Anfang gar nicht schlecht. In den nächsten Tagen versuchten wir es weiter und wieder machte er seine Sache gut und trank schön an der Brust. Natürlich nicht seine ganze Mahlzeit, aber das schaffte er auch mit dem Fläschchen nicht.

Dann wurde er zu einem 4-Stunden-Baby, d.h. er schaffte es auch 4 Stunden lag, seinen Blutzucker gut zu halten. Dummerweise stellte sich für mich dieser 4-Stunden-Rhythmus als echt blöde heraus. Die Zeiten waren auf Station so festgelegt, dass alle Schwestern wussten, wann die Babys gefüttert werden mussten. Entweder 11 Uhr, 15 Uhr, 19 Uhr und so weiter, oder eben bei 3 Stunden 10 Uhr, 13 Uhr, 16 Uhr ... Jetzt durfte er ein 11-Uhr-Baby sein. Für mich bedeutete dies, ihn

gleich herauszubekommen, wenn ich in der Klinik eintraf. Dann wurde er kurz vor 11 gewickelt, gestillt, sondiert und kam dann wieder in seinen Inkubator. Durch das angestrebte „minimal-handling“, d.h. man versucht unnötige Handgriffe zu vermeiden, sollen die Babys am besten zu den Versorge-Zeiten raus und wieder rein in den Inkubator kommen.
Ich wollte ihn natürlich so lange wie möglich auf der Brust haben und 2 Stunden stellten gar kein Problem dar, auch 2 ½ Stunden genoss ich. Mit einer betreuenden Schwester sprach ich einmal darüber, da sie mich mehrfach fragte, „ob ich noch könne“, dass selbst 40 Minuten für manche Eltern zu viel seien und sie unruhig auf dem Stuhl zappeln würden.
Für meinen Mann war 15 Uhr allerdings knapp. Von der Praxis heim, schnell essen, eine Stunde hinfahren. – Da kam er häufig gerade so 15 Uhr an. Oft machte ihm auch der konsiliarisch herbeigerufene Augenarzt einen Strich durch die Rechnung. Dieser kam mittwochs alle 14 Tage zur Kontrolle der Augenhintergründe und oft zu spät! Da hieß es immer, jetzt können wir ihn nicht zum Känguruhen rausnehmen, der Augenarzt kommt gleich ... und dann wurde gewartet und gewartet. Mein Mann saß genervt daneben und kam oft Stunden später wieder heim. Er fuhr schließlich zum Kuscheln hin und wollte dann nicht nur 2 Stunden neben dem Kleinen sitzen. Der Besuch des Augenarztes war nur etwas für Liebhaber. Wie das Auge herausbewegt wird, um untersucht zu werden ... Mein Mann meinte nur: „Sei froh,

dass du das nicht immer sehen musst!" Gut möglich. Mir reichte schon die Untersuchung des Orthopäden, der alle 2 Wochen kommen musste.
Bei diesen Untersuchungen versuchte der Orthopäde immer, die Beine ganz zu strecken und die aktuelle Längendifferenz festzustellen. Er wollte sichergehen, dass seine Therapie mit den Spreizhosen auch Erfolg hat.
Daher sagte er uns bei einer Visite ganz klar, dass man den Kleinen, wenn das Beinchen je runter in die Hüfte käme, eingipsen würde. Falls nicht, stehe ihm eine große Operation im korrigierten Alter von 6 Monaten bevor. Planmäßig sollten der Orthopäde und der Augenarzt alle 2 Wochen zur Visite kommen.
Die weiteren Untersuchungen führten die Kinderärzte selbst durch: den Ultraschall vom Gehirn, der wichtig ist, um Blutungen zu erkennen, den Ultraschall vom Herzen und seiner Funktion, die Nieren- und Blutuntersuchungen.

Nach 4 Wochen auf der Intensiv-Station kannte ich wirklich viele Ärzte und Schwestern, und viele kannten unsere Familie.
Eine Situation freute mich ganz besonders: Eine Kinderärztin, die mich in der Schwangerschaft zweimal gesprochen und mich, abhängig von der Schwangerschaftswoche, über das weitere Vorgehen beraten hatte, sah mich 4 Wochen nach der Geburt wieder. Sie kam auf mich zu, umarmte mich und freute sich so, dass es der Kleine sehr gut machen würde und sogar am An-

fang 14 Tage ohne CPAP gewesen war. Sie gestand mir, dass sie bei jedem Nachtdienst nachgesehen hatte, ob ich noch schwanger sei und ob es sie „vielleicht treffen könnte". Die 3 Monate Blasensprung boten für alle eine große Ungewissheit, was mit den Lungen und der Beatmung des Kleinen nach der Geburt wohl wäre.

Leider gab es auch nicht so schöne Dinge auf der Intensiv-Station.

Babys, die man häufig reanimieren musste. So klein und zart, dass sie in eine Hand passten und die die komplette intensivmedizinische Betreuung benötigten. Es gab ein Zimmer auf der Intensiv-Station, das man für besonders schwierige Fälle reservierte. Glücklicherweise lag da unser Kleiner nie, aber man kannte die Eltern, deren Kinder darin lagen, sie erzählten mir oft vom Auf und Ab.

Natürlich werde ich über keine Krankengeschichten oder medizinischen Verläufe anderer Babys schreiben. Mir wurde das zwar nicht in meiner Funktion als Ärztin, sondern als betroffene Mama erzählt, aber Geschichten fremder Babys gehören nicht in dieses Buch. Unsere reicht völlig aus!!! Die Dinge, die ich beschreibe, geschahen in allen Klinikaufenthalten meiner Kinder und sind exemplarisch zu sehen.

Es lagen auch Babys auf der Intensiv-Station, die operiert werden mussten, die trotz hervorragender hygienischer Maßnahmen Infektionen bekamen. Beim Kleinen wurde einmal pro Woche ein Routineabstrich auf

Keime gemacht. Das war so üblich, um schon vor Beginn der Infektionszeichen handeln zu können. Oft sind diese Keime für uns Erwachsene überhaupt nicht gefährlich, für ein Frühgeborenes jedoch schon. Die „Besiedelung“ mit normalen Familienkeimen findet noch nicht statt, stattdessen hat das Baby Kontakt mit den Keimen des Krankenhauses, des Operationssaales, der Putzfrau und so weiter …
Manche Babys mussten daher isoliert werden oder die Eltern mussten mit Mundschutz und Überzieh-Kittel zu ihrem Kind. Manche der Babys hätten schon eher auf die „nächste Station“ wandern können, durch die Keimbesiedelung jedoch mussten sie aber in ihrem Zimmer bleiben, um den Keim nicht auf noch mehr Babys und Zimmer zu übertragen. So etwas stellt immer ein großes Problem auf Intensiv-Stationen dar. Einige blieben daher auf der Intensiv, bis sie heim durften. Sie hatten daher gar nicht den „Aufstieg“ auf eine der nächsten Stationen wie zu Beispiel die Frühchen-Station.
Bei Zwillingen kam es oft vor, dass eines der Babys schon oben lag, während das Schwächere noch ein Bettchen auf der Intensiv-Station belegte. Das war für die Eltern immer blöd, denn sie mussten sich aufteilen, um beiden gerecht zu werden.
Leider gab es auch die ganz traurigen Fälle, in denen Babys das Ganze nicht packten und starben. Dazu, glaube ich, muss man nichts weiter sagen. So, so

schrecklich. Das ganze Bangen, Hoffen, Sehnen und Warten und dann alles vergebens.

Die Kinderklinik führte viele Studien durch, logisch, dass ich mitmachte. Mir hatte schließlich die Studie über die Frauen mit Blasensprung vor der 24. Schwangerschaftswoche auch extrem geholfen. Wenn man Studienergebnisse liest, kann man manchmal seine eigene Situation besser einschätzen. Dort führten sie eine Muttermilchstudie über Frauen durch, die stillten und CMV positiv waren, sowie eine Fettgehaltsstudie bei Frühchen. Außerdem gab es eine Medikamentenstudie und eine über Beatmungsmöglichkeiten. Nicht jede passend für den Kleinen, da natürlich das Alter und Gewicht der Babys eine Rolle spielten.
Die Muttermilchstudie „begleitete" mich sogar bis nach Hause, bzw. lange nachdem der Kleine bereits entlassen war. Auch hier fragten mich andere Mütter um Rat, ob sie mitmachen sollten oder nicht. Bei solchen Fragen hielt ich mich immer zurück und wollte niemanden beeinflussen, zuraten oder davon abbringen. Meistens jedoch sehen die anderen Mamis, ob man mitmacht oder nicht, und das ist logischerweise oft genug „Beeinflussung". Für mich war klar, bei Studien, die dem Kleinen nicht schaden oder ihn irritieren wie z.B. eine Blutabnahme, konnte ich guten Gewissens mitmachen. Blutabnahmen, die bei mir durchgeführt wurden, störten mich nicht. Ich erhielt immer die Ergebnisse und

sparte mir so den Gang zum Arzt, um meinen Eisenwert kontrollieren zu lassen.

Nun lag der Kleine schon die 5. Woche auf der Intensiv-Station und die Sommerferien der Großen standen an. Völlig fraglich, wie das gehen sollte. Ich brauchte definitiv eine Betreuung für sie, zumindest am Vormittag. Die Jungs waren zwar schon groß, aber stundenlang wollte ich sie nicht alleine lassen. Mit Eltern von ihren Freunden hatte ich zwar gesprochen und es wurde uns auch angeboten, sie immer wieder mal vorbei zu bringen, aber so jeden Tag andere verplanen, das wollte ich dann doch nicht. Glücklicherweise rief mich eine befreundete Mutter an, dass es noch überraschender Weise 2 Plätze in einer Ferienbetreuung gäbe, die 2 Wochen lang dauerte. Natürlich sagte ich zu. Wir wussten schließlich nicht, wie lange sich der Kleine noch im Krankenhaus befinden würde.

Am Sonntag vor den Sommerferien fuhren wir alle gemeinsam zum Kleinen. Da entstand auch unser erstes Familienfoto. Ohne CPAP, nur mit Magensonde durch den Mund. Papa am Känguruhen und wir alle drum herum. So schön!

Die nächsten 2 Tage ging ich wie immer vormittags hin, nur am letzten Schultag nicht. Da die Jungs die letzten Wochen wirklich zurückgestanden haben, wollte ich den letzten Schultag vor den großen Ferien wie immer gestalten. In der Kirche beim Vorspielen der Kinder

dabei sein, schön kochen, mit der ganzen Familie gemeinsam essen und den Start in die Ferien und die Zeugnisse feiern! Meine Eltern kündigten an zu kommen und auch die Mutter meines Mannes war in der Kirche dabei. Natürlich fühlte ich mich hin- und hergerissen. Ich konnte nicht morgens schon beim Kleinen sein und spürte immer dieses schlechte Gewissen …
Wir hatten uns überlegt, dass ich nachmittags mit meinem Mann gemeinsam hinfahren würde und Oma und Opa bei den Jungs blieben. Der Große wollte für die beiden eine Stadtführung veranstalten und anschließend noch zusammen Eis essen gehen. So passte es für alle.
Im Krankenhaus durfte mein Mann kuscheln und ich fand es schön, ganz ohne Zeitdruck zu sein, was selten genug vorkam. Und dann begannen die Sommerferien. Für die Großen mit ausschlafen und spielen, für den Kleinen ohne Atemhilfe.

Er hatte die großen Pausen gut toleriert und man gestand ihm kleine und kurze Abfälle zu. Die Schwester, die ihn an diesem Tag betreute, legt ihm auch kurzerhand die Magensonde durch die Nase, sodass sein Mündchen nun zum Stillen frei war. Er erhielt jetzt auch sein offenes Wärmebettchen mit Himmel und sah „ganz groß“ aus. Rechnerisch war er nun Ende der 35., Anfang der 36. Schwangerschaftswoche.

Er lag entspannt auf mir, wir genossen das Känguruhen und ich besprach gerade mit einer Schwester, die von der Frühchen-Station kam und aushalf, dass wir wohl „die Nächsten wären", die hochziehen dürften. Ich meinte allerdings die Zwischenstation, nicht direkt die Frühchen. Manchmal, wenn Platzmangel herrscht, muss entschieden werden, wer als nächster soweit ist, um die Station zu wechseln. Keine 15 Minuten später war es soweit! Wir sollten auf Frühchen – jetzt! Nicht erst eine Etage höher zu seinem Kumpel, sondern direkt zu den „ganz Großen".

7.) Auf der Frühchen-Station

Der Umzug ging letztendlich ganz schnell. Wir packten unsere Sachen ein, holten die Milch aus dem Kühlschrank, nahmen das Notfall-Beatmungsgerät für unterwegs und los ging es!

Wir fuhren mit dem Fahrstuhl hoch und betraten eine völlig andere Welt.

Lauter, mehr Gewusel, mehr Eltern und viel weniger Geräte, die blinkten und Alarm gaben.

Wir kamen in das Zimmer, in dem das Kind meiner ersten Mitbewohnerin gelegen hatte. Ganz rechts an der Tür war sein neuer Platz. Netterweise betreute ihn die Schwester, die unten ausgeholfen hatte und ihn schon 2 Tage kannte. Sie erklärte mir die völlig neuen Gegebenheiten hier auf Station.

Man durfte die Babys vom Monitor zum Wickeln, Versorgen und sogar Stillen abmachen! Bis eben „dauerüberwacht" und jetzt das!!! Natürlich war ich super happy, aber ein bisschen mulmig fühlte ich mich schon!!

Schließlich atmete er erst 2 Tage komplett ohne CPAP und manchmal ging die Sättigung beim Trinken schon etwas runter. Aber gut, die Ärzte werden es schon wissen.

Sie zeigte mir die Wickeleinheiten, die Fläschchen-Wärmer, die Waage und alles, was ich benötigte. Hier durfte man die Babys selbst von der Überwachung ab-

machen und zum Wickeln gehen, was wir auch direkt taten.
Jetzt konnte man endlich richtig wickeln. Nicht dieses „durch Türchen waschen“. Wenn ich mich gerade steril gemacht hatte, wieder losmüssen, weil ich etwas vergessen hatte. Nein, Wickelauflage abwischen, Sachen richten, das Baby holen, Wärmelampe an und los geht es!
Plötzlich groß!!!
Prinzipiell wurde beim Wickeln auf dieselben Sachen geachtet. Wiegen einmal am Tag, Inspektion des Windelinhaltes, auch der Menge, um die Ausscheidungen zu kontrollieren. (Und wie oft habe ich schwungvoll eine volle Windel in den Mülleimer gepfeffert, nur um sie erschrocken 2 Sekunden später wieder rauszufischen und auf die Waage zu legen.) Temperatur im Po messen, neue Windel anlegen und die Sonde für die Sauerstoffsättigung an dem anderen Fuß befestigen. Auf Druckstellen achten, die restlichen Kabel für die Überwachung sortieren und den Kleinen wieder anziehen, ihn komplett wieder ankleiden inklusive seiner Schiene, die ich den neuen Schwestern nun erklären musste. So etwas hatten sie noch nie gesehen. Kunststück, sie wurde für ihn hergestellt!
Ich hatte dem Kleinen neue Schlupfhosen besorgt, damit die Schiene einigermaßen fest saß, denn zog man sie über einen Strampler vom Krankenhaus, rutschte sie.

Hier sah die Schwester es auch gerne, wenn die Eltern ihren Babys ein paar eigene Sachen zum Anziehen mitbrachten. Für die Lang-Lieger-Babys befanden sich unter ihrem Bett Fächer für eigene Dinge wie Kleidung, Bücher oder auch das Stillkissen.

Da der Kleine, durch die Zeit im Bauch ohne Fruchtwasser, lange eine Zwangslage einnehmen musste, sah er auf der Welt noch ein bisschen schief aus. Das verkürzte Bein war eine Sache, dass er meistens nach links schaute und wie ein C da lag, eine andere. Nicht wirklich schlimm und gut zu behandeln. Hier zeigte mir wieder die Physiotherapeutin, wie man dagegen steuern konnte. Generell soll man Babys von ihrer „Nicht Lieblings-Seite" ansprechen oder auch das Babybett so stellen, dass das Baby „gezwungen" ist, sich zu den Eltern zu drehen. Auch das „Hochnehmen" des Kleinen soll über die Seite gerollt geschehen, mit Fußkontakt zur Unterlage und nicht einfach von der Rückenlage aus. Genauso das Ablegen: erst über die Seite, dann auf den Rücken rollen. Getragen werden soll der Kleine auch gerne im Fliegergriff, sodass seine „Nicht Lieblings-Seite" nach vorne schaut. In seinem Bettchen befand sich weiterhin die Stufe, um den Oberkörper etwas hoch zu lagern, kleine Rollen gab es, um ihn in Bauch- oder Seitenlage zu unterstützen. Er wurde immer sorgsam gebettet, lag aber kurze Zeit später wieder c-förmig da.

Auf Intensiv liegen die Babys meistens in Bauchlage, da so vielen Babys die Atmung leichter fiel. Hier auf Frühchen kam jetzt die Rückenlage als bevorzugte Lage hinzu. Später wurde auch noch die Stufe entfernt.

Nach dem Wickeln wog ich den Kleinen angezogen, um zu sehen, wie viel Milch er trinken würde, das Gewicht auf einem Zettel notiert, denn merken konnte ich mir solche Dinge einfach nicht ...
Auf der Intensiv-Station musste der Stuhl zum Känguruhen immer vor und nach der Benutzung desinfiziert werden. Hier plötzlich nicht mehr. Ich war tagelang die einzige Mutter, die dies tat, bis mir eine Schwester sagte, hier sei das nicht mehr nötig. Mal wieder von heute auf morgen anders.
Beim Stillen blieb ich in der Handhabung gleich: anpumpen mit der Handpumpe und dann stillen. Der Kleine wurde immer besser und schaffte bald 2 / 3 seiner benötigten Menge an der Brust. Nach dem Stillen wurde erneut gewogen, um sicher zu gehen, auf was sich die getrunkene Menge belief. Den Rest versuchte ich ihm mit dem Fläschchen noch zu geben. Ich übertrieb es nie mit der Stilldauer. Maximal 15 Minuten, er sollte noch Kraft für die Flasche haben. Was er nicht schaffte, bekam er sondiert. Außerdem sollte die ganze Mahlzeit nicht länger als 30 Minuten gehen.

Wie lange man letztendlich auf Frühchen blieb, konnte man uns noch nicht sagen. Eine Schwester meinte nur:

„So bald er 2 Tage 2/3 seiner Mahlzeiten schafft, kommt die Magensonde raus und ab dann darf er sich melden, wenn er Hunger hat. Und Sie werden sehen, plötzlich geht es ganz schnell."
Also gut, dann bin ich mal gespannt. Der Wechsel nach oben auf Frühchen ging ja auch ganz plötzlich.
Beim Mittleren war die Gewichtsgrenze von 2 Kilogramm damals ausschlaggebend gewesen. Natürlich musste er auch seine Mahlzeiten schaffen, einen Rhythmus von 3 oder 4 Stunden haben und die Temperatur halten können.
Der Große bekam eine Gelbsucht und wurde daher plötzlich trinkfaul. Als die Gelbsucht behandelt war und er wieder gut aus dem Fläschchen trank, ging es bei ihm von heute auf morgen heim. Angelegt habe ich ihn nur zweimal oder so. Das weiß ich alles leider nicht mehr. Daher, liebe Mamis, schreibt euch solche Dinge auf. Es ist extrem schade, wenn einem das später nicht mehr einfällt.

Die Sache mit dem schnell heimgehen überfordert viele Mütter. Eben noch am Monitor, zwar nicht mehr Tag und Nacht wie auf der Intensiv-Station, sondern mit Wickel- und Stillpausen, aber doch noch dran, dann urplötzlich heim und Mama soll selbst sehen, ob alles gut ist. Das bedeutete beim Ersten, der ja keine Probleme außer der Trinkschwäche bot, schon Stress pur für mich. Wenn ich mir vorstelle, der Mittlere wäre mein erstes Kind gewesen, oh Gott!

Später fühlte ich mich zum Glück gelassener und dachte mir nur: „Sie werden ihn mir nur mitgeben, wenn alles passt.“ Den kleinen Kerl immer schön warmzuhalten, beschäftigte mich als Einziges. Damals habe ich 2 Tage lang mit mir gerungen, um ihn auf ein Schaffell zum Schlafen zu legen. Ich weiß, man sollte das nicht, aber das Kerlchen kam mir so dünn und zart vor. Außerdem war Winter und nicht Hochsommer. Ist schon verrückt, wie viele Gedanken man sich so macht. Mit Monitor musste keines meiner Kinder heim. Manche Eltern sehen es als Segen, die Verantwortung wird vom Gerät irgendwie mitgetragen, andere sehen es als Belastung.

Der Kleine kam an einem Freitag hoch auf die Frühchen-Station. Nachmittags fuhr mein Mann alleine zu ihm und zeigte sich auch ganz überrascht über die Veränderungen. Natürlich durchweg positiv!
Am Wochenende besuchten die beiden Brüder ihn. Nach dem üblichen Anschauen durch einen Kinderarzt, dass die Brüder keine Krankheiten einschleppten, durften sie ihn wiedersehen, diesmal im Familienaufenthaltsraum außerhalb der Station, aber mit mobilem Überwachungsgerät. Das war eine Freude! Endlich konnten sie ihn auf den Arm nehmen und auch mal kuscheln! Gerade der Große hatte uns ums Känguruhen immer beneidet und war jetzt überglücklich, ihn zu halten. So verbrachten wir über eine Stunde lang gemeinsam. Anschließend musste er wieder auf die Stati-

on, um versorgt und gefüttert zu werden. Die Jungs blieben draußen und lasen.
Solche Momente bleiben einem schon im Gedächtnis, sie sind etwas Besonderes.

Mit dem Umzug des Kleinen und den Sommerferien der Großen begann für uns ein ganz neuer Tagesablauf. Da die Jungs den Tag von 9 bis 16 Uhr in der Ferienbetreuung verbrachten, startete unser Morgen etwas entspannter. Ich brachte sie zum Treffpunkt und fuhr direkt weiter in die Kinderklinik. Dort blieb mir Zeit bis 15.30 Uhr. So lange konnte ich nur während meines stationären Aufenthaltes bei ihm sein und so hatte ich sogar die Möglichkeit, ihn zweimal zu stillen und zu versorgen. Gleich wenn ich eintraf und 4 Stunden später nochmals. Mittagspause war zwischen 13 und 14 Uhr auf Station, aber wenn sich die Babys früher meldeten, durften die Mamis zum Stillen rein. In der Mittagspause trank ich meistens in Ruhe einen Kaffee, las, pumpte Milch ab und freute mich, einfach mal zu sitzen und nicht diesen Zeitdruck zu spüren. Und doch nagte immer das schlechte Gewissen an mir, die Pause nicht mit „sinnvollen" Dingen wie Lebensmittel einkaufen zu verbringen!! Manchmal besuchten mich auch die Mädels, die ich beim stationären Aufenthalt oder auf der Intensiv-Station kennen gelernt hatte. Dann saßen wir in der Sonne und aßen zusammen zu Mittag. Kleine Stückchen normales Leben, die wir alle sehr genossen. Einige planten schon die Zeit daheim, kauften Babysachen und

nötige Medikamente ein, organisierten Termine für die Physiotherapie zu Hause und beim Kinderarzt. Dinge, die Eltern auch zu tun haben, wenn ein Kind zum errechneten Termin auf die Welt kommt.
Nach der Mittagspause durfte ich den Kleinen wieder selbstständig herausnehmen und musste nicht warten, ob und wann die zuständige Schwester Zeit hatte. Das empfand ich als puren Luxus. Nicht nur davor zu sitzen, sondern die Zeit komplett mit dem Kleinen zu verbringen. Gegen 15.30 / 16 Uhr musste ich mich dann doch trennen, um nicht in den Feierabendverkehr zu gelangen, durch den die Fahrtzeit oft auf 90 Minuten erhöht wurde. Wie gut ging es uns damals, als wir nur 10 Minuten von der Klinik entfernt wohnten.
Selbstverständlich ist es wichtig, dass die Kinderklinik auf so extreme Frühchen ausgelegt ist. Es gibt unterschiedliche Stufen der Versorgung und meistens „passt" die Frauenklinik im Krankenhauskomplex dazu. Außerdem wird man darauf hingewiesen, ab welcher Woche die Schwangeren bzw. die Babys in diesen Häusern behandelt werden. Aus Platzmangel verlegt man, nach Stabilisierung, manche Babys in Kinderkliniken heimatnah, wo sie dann weiter „groß und stark" werden können, was für die Eltern natürlich eine Entspannung der Situation mit sich bringt.
Wenn man es genau nimmt, ist es ja nur die Zeit im Auto, die einem fehlt und die nervt.
Als ich die Jungs wieder abholte, versuchten wir wieder die Zeit, die wir nun hatten, so intensiv wie möglich zu

verbringen. Heute heißt so etwas ja „Quality time“, ein blöder Ausdruck!

Normalerweise überlegen die Jungs und ich uns ein „Ferienprogramm“. Jeder schreibt auf eine Liste, was wir gerne in den kommenden Wochen zusammen unternehmen möchten. Ich finde das total wichtig, denn je größer die Jungs werden, umso mehr Zeit geht drauf für Zocken, Handy, Konsolen, PC-Spiele und „rumhängen“. Auf dieser Liste finden sich, je nach Jahreszeit, größere Ausflüge wie Museum, Stadtführung, Schlösser ansehen und kleinere Punkte wie Kino, Schwimmbad, Rad fahren, Schlitten fahren, Frühstücken gehen, Maislabyrinth und Kleinigkeiten wie im Wohnzimmer übernachten, Freunde treffen, Grillen, Lagerfeuer, kräftig kuscheln, ein Buch lesen und Oma besuchen. So wird jeden Tag, je nach Zeit und Laune, eine Sache gemacht, durchgestrichen und am Ende der Ferien hat man das Gefühl, die Zeit nicht nur vor dem Fernseher verbracht zu haben.

Da uns nicht klar war, wann der Kleine heimkommen würde, empfand ich diese Liste als umso wichtiger, da wir auch keinen Sommerurlaub planen konnten.

Wir hatten uns zwar überlegt, vielleicht am Ende der Ferien nochmal kurz wegzufahren, aber das würde sich erst in den kommenden Tagen zeigen.

Beim Großen wäre ich im Leben nicht verreist, nachdem ich das Frühchen ein paar Tage zu Hause hatte. Aber man wächst mit seinen Aufgaben!

Die Ferienbetreuung machte den Jungs einigermaßen Spaß. Sie hatten Freunde dort, aber es war ziemlich heiß und es dauerte ihnen zu lange. Daher holten wir sie an manchen Tagen doch etwas eher ab.

Da der Kleine jetzt dauerhaft 2 / 3 seiner Mahlzeiten, sowohl an der Brust, als auch aus der Flasche, schaffte, wurde ihm nach 8 Tagen auf Frühchen die Magensonde entfernt.

Endlich durfte er sich selbst melden, wenn er Hunger hatte, die Schwester fütterte ihn nach Bedarf. Die Trinkmenge wurde nicht mehr kontrolliert, nur noch einmal am Tag sein Gewicht gemessen.

In der Vergangenheit schaffte er oft 2 / 3, bekam den Rest anschließend sondiert, nur um ihn dann im hohen Bogen wieder auszuspucken.

Nun spuckte er nicht mehr, brauchte aber alle 3 Stunden etwas zu essen.

Seinen 4-Stunden-Rhythmus konnte er nicht mehr einhalten.

Mich störte das nicht. Das bedeutete für mich keinen Rückschritt, im Gegenteil. Der Mittlere ist auch mit einem 3-Stunden-Rhythmus heimgekommen. Nur beim Großen hatten wir den 4-Stunden-Rhythmus auch zu Hause noch lange beibehalten. Er kann auch heute noch gut aufs Essen warten, während der Mittlere ständig hungrig ist.

Der Kleine erhielt nun seinen Schlafsack, durfte in „Bequem-Lage“ liegen, d.h. wie er wollte, die Stufe kam weg und er erhielt sein eigenes Fläschchen.
Zu Hause muss man auf die gängigen Marken (sei es Nuk, Medela, mam, Dm oder andere Drogeriemärkte) umsteigen und daher dürfen sich die Babys am Ende der Klinikzeit bereits daran gewöhnen. Manchmal ist auch ein Wechsel nötig.
Es gibt schließlich vielerlei Möglichkeiten: Latex oder Silikon, naturnah, Rund Hals, Seidensauger, anti kolik oder first choice, um nur einige zu nennen. Dann breite oder längliche Fläschchen, Plastik oder Glas und und und.
Wie soll man sich da entscheiden?
In der Klinikzeit werden verschiedene Sauger beim Baby probiert, um zu sehen, mit welchem es am besten trinkt. Daran kann man sich orientieren und einen ähnlichen Sauger kaufen. Die Kliniksauger gibt es leider nicht im Handel. Man sollte die Schwester fragen, ob sie einen benutzten Sauger zum Probieren mitgeben darf, damit kann man die Drogeriemärkte abklappern. Latex oder Silikon je nach Belieben.
Ich kaufte für die Kinder immer Latexsauger. Er fühlte sich weicher als Silikon an und ließ sich besser zusammendrücken. Silikon ist fester, dafür durchsichtig und erscheint daher manchen Eltern „hygienischer“. Wie auch immer, letztlich ist es reine Geschmackssache.
Der Große hatte ausschließlich Latexschnuller und war damit zufrieden. Der Mittlere bekam im Krankenhaus

Latexsauger für die Fläschchen und daher blieb ich auch beim dritten Kind dabei. Zusätzlich sollte die Flasche die Möglichkeit bieten, sich später mit einer Trinktülle in ein Trinklernfläschchen umzuwandeln. Schließlich hatte ich vor, voll zu stillen. Deshalb wollte ich nicht so viele Flaschen nur für die kurze Zeit anschaffen. Jetzt konnte ich seine Fläschchen auf der Station deponieren und er bekam seine Mahlzeiten ab sofort daraus.

Der nächstmögliche Schritt könnte der Umzug in ein Familienzimmer sein, wie es schon einige meiner Bekannten gemacht hatten. Auch sein Kumpel, oder wie meine großen Jungs später meinten, die Brutkasten-Gang, bewohnte schon ein Familienzimmer. Dieses beinhaltete ein großes Bett für die Eltern, das mobile Babybett, einen Wickeltisch und die Möglichkeit, das Baby zu überwachen. Die Daten wurden zu den Schwestern gesendet, damit diese auch sahen, ob alles in Ordnung war.

Für manche Eltern bot das die Gelegenheit, den Alltag mit Baby kennen zu lernen und doch noch nicht die riesige Verantwortung alleine zu tragen. Die Eltern kümmerten sich Tag und Nacht selbst ums Baby, gingen aber auch immer wieder auf Station bei den Schwestern und Ärzten vorbei.

Für uns kam das nicht in Frage, ich wollte und konnte nicht schon wieder von zu Hause weg.

Die Entlassung stand an und sollte an einem Mittwoch sein, da der Augenarzt noch einmal nach den Augen des Kleinen sehen wollte. Diese waren bisher nicht „reif" und ich wollte nicht 2 Wochen später noch einmal herfahren, um in der Augenklinik eine Kontrolle durchführen zu lassen. Außerdem musste der Orthopäde ihn erneut untersuchen und das weitere Vorgehen planen. Wir würden wohl weiterhin von ihm betreut werden. Zusätzlich stand noch die Abschlussuntersuchung durch die Kinderärzte an.
Die meisten meiner ehemaligen Zimmergenossinnen befanden sich mit ihren Babys zu Hause, die letzten gingen am Wochenende, bevor wir heim durften.
Neue Eltern lernte ich nicht mehr kennen. Auf der Frühchen-Station gab es nicht viele Lang-Lieger und die Gemeinschaft der Eltern oder auch der Austausch geschah deutlich weniger. Bekam jemand mit, dass ich Ärztin und erfahrene Frühchen-Mama war, wurde ich zu ein paar Themen befragt, aber es hielt sich doch in Grenzen.
Die Schwestern ließen mir, auch auf Grund der Erfahrung, viel Spielraum, bzw. ich konnte die Dinge so machen, wie ich sie kannte.
Der Oberarzt, der bei der Geburt des Kleinen dabei gewesen war, kam noch einmal vorbei, um zu hören, welches weitere Vorgehen mit dem Orthopäden vereinbart wurde. Auch ich war sehr gespannt, ob es eine Verbesserung bezüglich der Hüfte gab. Nach langem Untersuchen und einem Ultraschall beschloss der Or-

thopäde, dass der Kleine jetzt groß genug für eine normale Spreizhose, also eine Tübinger-Schiene, sei. Diese wurde bestellt und sollte am Entlass-Tag noch geliefert werden. In 4 Wochen sollten wir abermals zu ihm kommen und untersuchen lassen, ob durch die Abspreizung der Oberschenkelkopf endlich in der Pfanne säße und man ihn eingipsen könnte. Falls nicht, gäbe es die Möglichkeit der overhead extension oder eben eine große Operation mit einem halben Jahr. Das mit der Spreizhose störte mich nicht, dies hatten einige Kinder in meinem Bekanntenkreis gehabt. Es fühlte sich „normaler" an als solche extra angefertigten Sachen für ihn. Die Extensionsbehandlung fand ich viel schlimmer. Da müssten der Kleine und ich nochmal 3 Wochen ins Krankenhaus und er dürfte nur auf dem Rücken liegen, Tag und Nacht. Keine Ahnung, wie das gehen sollte. Stillen, beruhigen, beschäftigen ...

Als ich nach Hause fuhr, hielt ich bei einem Babyfachmarkt an, um endlich das „Heimgeh-Outfit" zu besorgen. Ich fand einen süßen Strampler in Größe 44, mal wieder, auch holte ich die neue Babyschale ab. Bei ihr war mir wichtig, dass sie auch eine gute extra Einlage hatte, um das zarte Kind während der Fahrt optimal zu stützen. Heutzutage sind die Babyschalen alle viel besser gepolstert als noch beim Großen, bei dem wir ein zusätzliches Handtuch reingelegt haben.

Als ich zu Hause ankam, bereitete ich mit den Jungs alles Weitere vor. Babybett beziehen und neben das Elternbett stellen. Im Wohnzimmer ein weiteres Bett für tagsüber aufbauen (einen Stubenwagen besaßen wir nicht, aber ich wollte eine zweite Schlafmöglichkeit für unten haben). Ich räumte nochmals meinen Platz zum Pumpen auf und zählte die Fläschchen durch, wusch den neuen Strampler und richtete den Wickeltisch her.
Alles war soweit vorbereitet, jetzt musste es nur noch morgen werden! Und da wurde der Mittlere krank!!! Ein Jahr komplett gesund und ein paar Stunden bevor der Mini-Bruder zu uns käme, bekam er Fieber. Nicht zu fassen!
Auch der Große machte plötzlich „Zicken", ihm sei auch ganz schlecht, er würde wohl krank werden. Zum Glück war es bei ihm die Aufregung und nicht wirklich krankheitsbedingt. Den Mittleren ließen wir im Bett und der Große durfte heute die Ferienbetreuung schwänzen. Oma kam rüber, während ich zum letzten Mal alleine in die Kinderklinik fuhr.

Dort angekommen, zog ich dem Kleinen seinen neuen Strampler an und machte gleich ein paar Fotos zur Dokumentation. Ich packte schon einmal ein paar Sachen zusammen, die ich nachher mit heimnehmen wollte. Später hatte ich einen Termin mit einem neuen Orthopädietechniker. Die Tübinger-Schiene wurde geliefert und er zeigt mir, wie man sie anlegte. Durch das Anwin-

keln und Abspreizen der Beine in der Schiene passte nun der Strampler nicht mehr! Er war schlichtweg zu kurz. Super, gerade eine Stunde trug er ihn! Nun musste er ein „altes“ Höschen vom Großen anziehen.
Mittags fuhr ich heim, um später gemeinsam mit meinem Mann den Kleinen abzuholen. Ich fühlte mich nicht wohl dabei, eine Stunde im Auto mit dem Kleinen alleine nach Hause zu fahren.
Alle wuselten aufgeregt herum: die Großen, mein Mann und die Oma, die auf die Jungs aufpasste. Endlich, endlich, nach 9 Wochen kam er heim!!!
Den Nachmittag in der Klinik verbrachten wir mit der Augenarztkontrolle (zum Glück waren die Augen jetzt ausgereift) und dem abschließenden Gespräch mit dem Kinderarzt. Der Kleine sollte, wenn er ein Fläschchen bekäme, weiter das Muttermilchsupplement (MMS) bekommen, Eisentropfen und Vitamin D. Sobald ich voll stillen würde, müsste ich kein MMS mehr geben.
Dann ging es endlich heim.
Die Fahrt verlief völlig unspektakulär. Der Kleine schlief und meine Aufregung hielt sich daher auch in Grenzen.
Zu Hause angekommen, warteten alle gespannt auf den Kleinen.

8.) Das erste Jahr daheim

Als wir endlich mit dem Kleinen zu Hause eintrafen, zeigten seine Brüder ihm unser Zuhause. Ihre Zimmer, seinen Wickelplatz, sein Bettchen. Sie erzählten ihm ganz stolz, wo alles war.
Auch Oma und Opa konnten sich schier nicht von ihm trennen. Jeder wollte ihn endlich im Arm halten und kuscheln, so lange es ging!
Leider musste sich der Mittlere etwas zurückhalten, er hatte Fieber und wir wussten nicht, was er ausbrütete.

Da der Kleine bei mir an der Brust und aus der Flasche gleich viel trank, stillte ich ihn, als wir zu Hause ankamen. Schneller und entspannter als Milch warm machen, füttern und anschließend noch abpumpen zu gehen. Gleich am ersten Tag trank er jede zweite Mahlzeit aus der Brust, auch nachts. Das ging natürlich wesentlich schneller als Fläschchen warm machen ...
Mit ihm hatte ich echt Glück. Das ist nicht selbstverständlich, dass die Babys so schnell von der Flasche auf die Brust umwechseln. Beim Großen dauerte es 10 Tage, beim Mittleren 4 Wochen und beim Kleinen nur bis zum Wochenende. Alibimäßig gab ich ihm noch eine Flasche am Tag, um das MMS zu verabreichen. Gebraucht hätte er diese Flasche nicht mehr. Nach 3 Tagen zu Hause wurde er voll gestillt.

Weg mit der Milchpumpe, dem Desinfektionskram, durch den ich auf der Brust Ausschlag bekam, und weg mit den Fläschchen!

Am Wochenende wollte die Familie den Kleinen gerne sehen. Meine Eltern und die Schwiegereltern hatten ihn im Krankenhaus durch die Scheibe betrachten können. Allerdings erst später, als er ein bisschen größer war. Sie fanden es in ihrer Vorstellung schlimm, so einen kleinen Wurm mit den ganzen Kabeln zu wissen. Weder meine Geschwister noch die Schwester des Mannes besuchten ihn im Krankenhaus. Zum einen wollten wir nicht die ganze Familie mitnehmen, uns erschien es viel wichtiger, dass ihn die Brüder besuchen konnten (es durften ja nur 2 Personen ans Bett), und zum anderen war es für viele beängstigend. Man fühlt sich irgendwie hilflos, kann schlecht „Kontakt“ aufnehmen. Und dieses freudige „Geschenke mitbringen“ und Gratulieren fällt ja auch weg.
Also kündigte sich die Schwägerin nebst Mann und Kind fürs Wochenende an. Ich besprach mit Oma und Schwägerin, dass wir zum Essen ins Restaurant gehen würden und nur zum Kaffee zu uns. Für so viel Besuch kochen und backen wollte ich dann doch nicht.
In der Öffentlichkeit zu stillen, störte mich beim dritten Kind überhaupt nicht mehr. Still-Top, langes Shirt drüber und eine Mullwindel oder ein Tuch zum Verdecken, wenn der Kleine angedockt hatte. Man kann sich immer gut zur Wand drehen oder so sitzen, dass die

„Stillseite“ zur Wand schaut. Dann sieht man auch nichts ... Und am Anfang schmatzen sie ja auch noch nicht so laut.
Alle waren natürlich überrascht, wie klein er war. Uns hingegen kam er schon echt groß vor! Doppelt so schwer und 6 Zentimeter länger.
Das kleine Strickmützchen, das er auf der Intensiv-Station bekommen hatte, füllte er nun schon gut aus.
Auf den Familienfotos von dieser Zeit sieht der Kleine aus wie ein Neugeborenes, das gerade nach Hause gekommen ist.

Als wir den Großen heimholten, fühlte ich mich die erste Zeit total panisch und konnte es überhaupt nicht genießen. Die Hormone, die Umstellung und die Frühgeburt hatten mir doch wesentlich mehr zugesetzt, als ich zunächst dachte. Ich wollte und konnte mit dem Baby nicht alleine sein. Zuviel Verantwortung! Als der Urlaub meines Mannes zu Ende ging, besuchte mich ganz oft meine Mama, bis ich mich einigermaßen „eingegroovt“ hatte.

Beim Zweiten fühlte ich mich viel, viel entspannter. Endlich kein Spagat zwischen dem Großen und dem Baby. Keine Kinderklinik mehr, kein Hin- und Herfahren und kein Suchen nach einem Babysitter für den Großen. Da ich nach 14 Monaten wieder im Krankenhaus als Ärztin gearbeitet hatte, haben wir uns damals für eine Betreuung durch meine Mutter und eine Tagesmutter entschieden. Meine Mutter wollte den Großen gerne betreuen, aber nicht ständig oder ausschließlich verantwortlich sein. Es müsste für sie auch die Möglichkeit bestehen, in den Urlaub zu fahren. Da ich eine 50-Prozent-Stelle hatte, ging der Große an einem Tag zu Oma und an den anderen 1 bis 2 Tagen zu der Tagesmutter. Leider musste sie aus persönlichen Gründen nach einigen Wochen kündigen.

Da ich wieder schwanger war und reichlich Resturlaub nehmen musste, dachte ich, das bekommen wir selbst hin. Mein Mann hatte einen Monat frei, um seine Praxis zu renovieren, bevor er anfangen musste zu arbeiten. Und die „paar Tage“ wollten wir mit Oma überbrücken. Tja, dann kam alles anders!

Als mein Resturlaub begann und mein Mann am Umbauen war, lag ich im Krankenhaus und dem Großen fehlte die dauerhafte Betreuung.

Super!

So musste ständig aufs Neue überlegt werden, wer während den 3 Wochen, in denen ich im Krankenhaus lag, und den 7 ½ Wochen, in denen ich jeden Tag zum Baby ging, auf den Großen aufpasste.

Hätte ich das damals nur gewusst, ich hätte mir direkt eine neue Tagesmutter gesucht. Als ich aus dem Krankenhaus heimkam und sich herausstellte, dass wir noch lange in die Kinderklinik fahren würden, suchte ich nochmal nach einer Tagesmutter. Leider wollte der Große ohne mich nirgends mehr bleiben. So gab ich

mein Vorhaben auf. Ich mochte ihn nicht drängen, und bei Oma und Tante blieb er gerne.
Daher „entspannte“ es mich völlig, als der Mittlere endlich daheim war. Dieser Zustand fühlte sich für mich leichter an, sich nicht ständig zwischen Kinderklinik und zu Hause zu zerreißen oder zwischen den Kindern aufteilen müssen. Trotz Schlafmangel, stillen und pumpen, den Großen beschäftigen und eine Praxis einrichten. Zumal mein Mann früh am Morgen ging und erst heimkam, wenn die Kinder schliefen. Das ging 8 Monate so, bis wir endlich umzogen.
Es gab allerdings auch Mütter, die sagten: „Das ist doch toll, dass man sich zu Hause erholt und die Narbe heilt, bevor das Kind heim darf. Außerdem kann man schlafen!“
Wie bitte?!
Es ist toller, alleine zu Hause zu sein als mit Kind? Hä?
Weil die Narbe besser heilt und man besser schläft? Es ist besser, wenn das Kind schon mit einem Rhythmus heimkommt und nicht dauerhaft an der Brust hängt?
Nie, gar nie ist mir das in den Sinn gekommen. Ich wollte immer meine Babys bei mir haben, ständig und permanent! Ab der Geburt wollte ich sie nicht mehr loslassen. Stolz vorzeigen! Nur eben mal kurz mit meinem Mann oder den Großeltern teilen.
Das Wochenbett hingegen empfand ich nie als besonders genussvoll oder als erstrebenswerten Zustand. Es war schön, wenn das Schwitzen aufhörte, die Blutun-

gen, der Körper langsam „Normalmaß“ bekam und man einen Stillrhythmus gefunden hatte.
Hat man ein Frühchen, verläuft das Wochenbett der Mama und die Anfangszeit beim Baby getrennt. Jeder ist irgendwie „fertig“, wenn es ans Zusammenleben geht. Man kann sich nicht langsam aneinander gewöhnen, gemeinsam einen Rhythmus und Rituale finden, sondern entwickelt sich getrennt und kommt dann mit gefestigten Bedürfnissen zusammen.
Daher hätte es mir so gefallen, das einmal gemeinsam zu entdecken: dass das Baby am Anfang viel schläft, dann ständig gestillt werden will, auch um den Milcheinschuss zu fördern, dass sich schließlich ein Tagesablauf findet, der zu allen Familienmitgliedern passt, und das Wochenbett mehr auf dem Sofa zu verbringen als im Auto oder auf Besucherstühlen. Es macht durchaus Sinn, dass die Mama in dieser Zeit nicht arbeiten darf!

Zum Glück gingen die Sommerferien ja noch 4 Wochen. Zeit zum Eingewöhnen für uns alle fünf. Langsam in den Tag starten, mit einem Kaffee in der einen und dem Baby in der anderen Hand munter werden. Mit den Großen schwätzen, nicht drängen, dass sie sich fertig machen müssen. Auf der Terrasse essen, mittags, gemeinsam mit meinem Mann und den Jungs.
Mein Mann musste noch eine Woche arbeiten, dann kämen unsere 3 Wochen Urlaub. Natürlich wären alle gerne wieder mit dem Wohnwagen nach Italien gefahren, aber so cool kam ich mir dann doch nicht vor.

Ich hatte meinem Mann versprochen, dass wir, wenn der Kleine voll gestillt wäre, wenigsten ein paar Tage wegfahren würden. Mit Fläschchen, Milchpumpe, Sterilisator und dem ganzen Kram wollte ich nicht in den Urlaub.

Dass es allerdings so gut klappte, konnte ja keiner wissen. So sind wir doch einigermaßen „cool" 10 Tage, nachdem der Kleine zu Hause war, eine Woche verreist. Ein Ferienhäuschen mit Schwimmbad und Restaurant in der Anlage. Wir nahmen meine Eltern und den Patenonkel mit. So konnten die Großen sich im Schwimmbad verausgaben und mir blieb trotzdem jemand zum Quatschen. Das tat uns allen so gut. Klar empfand ich die Nächte als anstrengend, der Kleine schlief, wie jedes Baby, schlecht. Dafür trug ihn tagsüber immer jemand herum und ich konnte mich ausruhen.

Da wir nach den Sommerferien, genau 4 Wochen nach Entlassung, einen Kontrolltermin in der Orthopädie hatten, versuchte ich ständig die Übungen der Physiotherapeuten mit dem Kleinen durchzuführen. Außerdem hatte ich mir die Anatomie der Beine nochmal genauer angesehen und dehnte nun intensiv die Innenmuskeln des Oberschenkels. Diese waren durch den Hochstand des Beines verkürzt und ich dachte mir, wenn ich sie nur kräftig dehnen und „in die Länge ziehen" würde, sollte der Oberschenkelkopf irgendwann in die Pfanne rutschen.

Wenn ich etwas möchte oder erreichen will, kann ich sehr verbissen sein, manche nennen es netterweise

„zielstrebig“. Also dehnte ich, sobald der Kleine auf meinem Schoß lag, sein Beinchen.
Die Woche Ferien war leider schnell vorbei, daher planten die großen Jungs bereits den nächsten Sommerurlaub, der definitiv länger gehen würde!
Die restlichen Tage zu Hause verbrachten wir hauptsächlich im Garten und organisierten eine „Baby-Willkommens-Party“ für den Kleinen mit unseren Freunden.

Im Prinzip müsste man mit dem zweiten Kind anfangen, nicht mit dem ersten. Man wäre entspannter, hat sich als Familie bereits gefunden und ist nicht angestrengt durch die Umstellung von Paar auf Familie. Die Verantwortung für ein kleines Wesen haben, nicht mehr nur „selbstbestimmt zu sein“, sondern sich von einem Baby den Tagesablauf diktieren zu lassen, das schafft die meisten Frauen, zumindest die, die ich kenne. Jedes weitere Baby fügt sich dann ein, nimmt Platz in dem Gebilde, das schon besteht, während beim ersten Kind noch alles um das Baby herum konstruiert wird.
Tja, und beim dritten Kind lebt man eh schon als Familie und genießt dieses „mehr“.
Als der Große die erste Zeit zu Hause war, kam ich mir daher total isoliert vor. Ein paar Freundinnen hatten auch Babys und wir versuchten, uns einigermaßen oft zu sehen. Aber den ganzen Tag im „Baby-Land“ zu leben, das war echt schwer.

So versuchte ich, so viele Kurse wie möglich zu besuchen, um den Tag etwas zu strukturieren. Ich denke daher, dass die Kurse nicht für die Babys, sondern eigentlich für deren Mamis erdacht wurden.
Wir besuchten einen Baby-Schwimm- und einen Baby-Sauna-Kurs, ein Baby-Yoga, einen Baby-Massage-Kurs und wir gingen später zu einer Krabbelgruppe. Wir Mütter aus der Krabbelgruppe trafen uns auch weiterhin, selbst als der Kurs zu Ende war. Viele wurden nach einem Jahr wieder schwanger und so bekam unsere Gruppe weiteren Zuwachs. Diese Krabbelgruppe besuchten wir bis zu unserem Umzug.
In unserem neuen Wohnort versuchte ich, eine Mutter-Kind-Gruppe zu finden, aber in diesem Ort wurde kaum etwas angeboten. Für das Baby-Schwimmen musste ich immer eine Oma mitnehmen, mit zweien allein ging das nicht. Ein Kinderturnen fanden wir letztendlich erst, als wir schon fast ein Jahr dort wohnten. Glücklicherweise hatte ich eine total nette Nachbarin mit einem Sohn in einem ähnlichen Alter wie meine zwei Kinder. Das rettete uns oft den Tag!
Ich erinnere mich noch an eine denkwürdige Begebenheit: Wir beide fühlten uns so fertig vom Schlafmangel und den an diesem Tag nörgelnden Kindern und saßen neben ihnen in der Sonne am Sandkasten. Ich hatte uns einen Piccolo Sekt aufgemacht, den wir nur schlückchenweise tranken. Da kam ihr Mann, sah uns mit dem Sekt in der Sonne sitzen und meinte nur: „So gut möch-

te ich es einmal haben!" Da fiel mir echt nichts mehr ein!

Beim Kleinen machte ich keinen Kurs. Die erste Zeit freute ich mich, keinerlei Termine zu haben und später hatte er Monate lang seinen Gips. Wie hätte ich damit einen Schwimmkurs oder Pekip-Kurs besuchen sollen? Den ersten „richtigen" Kurs fingen wir an, als er 15 Monate alt war: eine Kleinkind-Gruppe in dem Waldorf-Kindergarten, den die Großen schon besuchten.

Als die Schule der Großen wieder anfing, musste ein komplett neuer Tagesablauf gefunden werden.
Der Große besuchte nun das Gymnasium, lief zum Glück alleine hin, aber den Mittleren musste ich weiterhin fahren. Immer den Kleinen im Gepäck, der wohl einen Radar besaß, denn sobald ich das Bett verließ, wurde er wach!
Noch ein weiteres Kind morgens anzuziehen (die Großen natürlich nicht), zu schauen, dass es aß (oder gestillt wurde) und auf den Weg zu bringen, war oft eine organisatorische Meisterleistung. Klar hätte ich noch früher aufstehen können, aber mal ehrlich, dann geht es auch nicht schneller! Im Gegenteil, man denkt, es ist ewig Zeit und macht unsinnige Dinge wie Waschmaschine noch ein- und ausräumen.
Wie immer nach den Sommerferien brauchte es 2 Wochen, bis alles sich gefunden hatte.

Nun stand der Kontrolltermin in der Orthopädie an. Voller Aufregung fuhr ich hin. Diese Strecke, die ich so viele Wochen gefahren bin. Ich überschlug es und kam auf 1.000 Euro Sprit-Geld.
Manche Krankenkassen übernehmen die Fahrtkosten, wenn die Mama zu Versorgungszwecken in die Kinderklinik fahren muss. Unsere leider nicht. Ebenso übernehmen in dieser Zeit manche Kassen das Mittagessen der Mütter oder, zumindest zum Teil, die Unterbringungskosten.
Nun fuhr ich also wieder hin, hoffnungsvoll.

Dort stellte sich jedoch heraus, dass es dem Beinchen noch an Mobilität mangelte, um es eingipsen zu können. Ein weiterer Termin in 4 Wochen wurde vereinbart. Das enttäuschte mich ziemlich, wo ich doch so viel gedehnt und sich auch die Physiotherapeutin recht zufrieden geäußert hatte.
Also weiter warten ...
Der Kleine entwickelte sich problemlos und fügte sich gut in unsere Familie ein. Er war das „perfekte 3. Kind“, total gechillt! Nur schlief er sooo schlecht wie keines meiner anderen Kinder.

Der Große hat soweit gut geschlafen, kam mit dem 4-Stunden-Rhythmus heim, den er auch lange beibehielt. Ich stillte ihn kurz vor 23 Uhr, bevor ich ins Bett ging. Am Anfang wurde er selbst wach, später trank er im Halbschlaf. Dann wachte er gegen 3 Uhr und dann um 7

Uhr auf. Oft dösten wir beide noch im Bett, bis wir gegen 8 Uhr aufstanden.

Als Erstlingsmama hielt ich mich streng an den „Plan" der Kinderklinik. Wehe, er kam 15 Minuten eher! Dann trug ich ihn herum, um ja im Rhythmus zu bleiben. Damit stresste ich mich selbst! Alle meine Kinder waren schnelle Trinker, nach 15 Minuten schlief er wieder.

Mit 3 Monaten schaffte er das erste Mal 6 Stunden am Stück, von der 23 Uhr-Mahlzeit bis um 5 Uhr. Da freute ich mich wie ein Schneekönig!

Mit einem halben Jahr schlief er durch. Von 20 Uhr, wenn er ins Bett ging, bis 5 Uhr zum Stillen.

Ich stillte ihn nie zum Einschlafen, sondern versuchte, das zu vermeiden. Da habe ich mich auch von den Medien und dem Geschwätz der anderen Mütter total verrückt machen lassen: „Dann wird er es nie schaffen alleine einzuschlafen und braucht immer die Brust!"

Zum Glück nahm er einen Schnuller, womit ich ihn nachts gut beruhigen konnte.

Da der Große noch oft zur „alten Stillzeit" um 23 Uhr aufwachte, versuchte ich den Mittleren, als er 4 Wochen alt und etwas kräftiger war, dazu nicht mehr zu wecken. Er „verschlief" sofort diese Mahlzeit und kam erst gegen 3 Uhr. Ich glaube, er hat letztendlich mit 4 Monaten die ganze Nacht geschlafen.

Leider bekam er mit diesem Alter abends eine Brüll-Stunde. Zwischen 19 und 20 Uhr weinte er eine Stunde lang. Egal, was man versuchte. Stillen, tragen, singen ... – Er brüllte. Das Einzige, was manchmal half, war, ihn

kurz auszuziehen. Ich glaube, er „spürte“ sich dann besser und wurde daher ruhiger. Dann fiel er um wie ein Stein und schlief bis zum Morgen durch.
Tagsüber gab er sich total entspannt, aber diese Brüll-Stunde abends empfand ich als echt anstrengend, zumal mein Mann noch unterwegs war und ich den Großen ins Bett bringen musste. Daher schliefen sie zu dieser Zeit beide bei uns im Bett ein. Der Große mit Schnuller, der Mittlere an der Brust. Ihn stillte ich zum Einschlafen. Mich interessierte überhaupt nicht, was mal später sein würde. Ich sah keine Alternative. Und wehe, sie weckten sich gegenseitig auf!!!
Kurz nach 20 Uhr, wenn mein Mann zur Tür reinkam, waren die Jungs am Pennen und ich geschafft.
Das „zum Einschlafen Stillen“ erledigte sich dann ganz einfach von selbst. Mit 15 Monaten bekam er nur noch abends die Brust, tagsüber war er abgestillt. Wenn ich ihn anlegen wollte, schüttelte er plötzlich den Kopf, zeigte auf die Teeflasche, die er für nachts am Bett hatte, und trank daraus. Am nächsten Abend bot ich ihm nochmals die Brust an, da trank er kurz und ab dem nächsten Abend wollte er nicht mehr gestillt werden.
Das war das Abstillen. Für uns problemlos.

Tja, leider funktionierten meine Erfahrungen mit den Großen beim Kleinen überhaupt nicht.
Er wachte so oft auf. Manchmal stündlich, manchmal alle 2,5 Stunden. Ich glaube, am Anfang hat er keine 3 Stunden geschafft.

Ich überlegte hin und her, was der Grund sein könnte: War ihm zu kalt oder zu warm, trank ich zu viel Kaffee oder kam es von den Blähungen?
Es leuchtete mir nicht ein, was ich diesmal falsch machte.
Nur stillen half, bei Schnullern würgte er.
Oft saß ich nachts im Bett, hatte ihn angedockt und döste. Am nächsten Morgen kam ich mir wie ein Zombie vor. Um 6.30 Uhr klingelte unbarmherzig der Wecker, da die Großen ja in die Schule mussten, und ich konnte nicht einmal wie früher, zu Kindergartenzeiten, einfach liegen bleiben. (Die Großen musste man dafür tatsächlich wecken. Sie schliefen gerne bis nach 8 Uhr, richtige Vielschläfer!)
Dieser Schlafmangel setzte mir echt zu. So wie ich konnte, hielt ich einen Mittagsschlaf. Ich hätte gerne die Zeit, in der der Kleine schlief, anderweitig genutzt, aber es ging nicht.
Dem Kleinen hingegen setzten die Blähungen echt zu, mir auch völlig unbekannt. Die Großen litten nie darunter. Nach einem guten Tipp des behandelnden Oberarztes, mit dem ich aus einem anderen Grund ein Telefonat geführt hatte, bekam er nun BiGaia-Tropfen. Nach 2 Wochen wirkten sie. Trotzdem musste man gut aufpassen, dass er sein Bäuerchen richtig machte, denn auch das bereitete ihm Bauchschmerzen und hielt ihn vom Schlaf ab.
Das kannte ich vom Mittleren. Er schlief abends an der Brust ein. Ich legte ihn zunächst ab, ohne ihn noch auf-

stoßen zu lassen. Genau 30 Minuten später wurde er jeden Abend wach. Man nahm ihn hoch, er bäuerte und döste wieder ein. Als mir der Zusammenhang klar wurde, ließ ich ihn auch schlafend bäuern, bzw. trug und klopfte ihn solange.
Durch die Tropfen schlief der Kleine etwas besser, man hörte ihn nachts nicht mehr so viel jammern und pupsen.
Auch mein Kaffeekonsum (nur 2 Tassen täglich) reichte, um ihn schlechter schlafen zu lassen. Also gab es morgens eine Tasse mit und nachmittags eben ohne Koffein.
Durch die Tübinger-Schiene konnte er sich natürlich nicht frei bewegen oder eine bequeme Position einnehmen und das wurde mit den Gipsen später noch viel schlimmer.

Anfang Oktober stand erneut ein Termin in der Orthopädie an und dieses Mal behandelte uns ein anderer Oberarzt. Zunächst ärgerte mich das etwas, er kannte den Kleinen ja gar nicht, aber im Nachhinein war ich total dankbar. Er sagte mir klipp und klar, dass ich die Schiene jetzt weglassen könne, sie werde keine Verbesserung mehr bringen. Wäre es sein Baby, würde er in eine bestimmte Klinik gehen, die auf Babyhüften spezialisiert sei.
Das nahm ich als Wink mit dem Zaunpfahl, fuhr heim und machte sogleich einen Termin für die kommende Woche aus.

Diese Klinik befand sich eine Stunde von zu Hause entfernt, aber das waren wir schließlich gewöhnt.

Dort hieß es anmelden, warten, anmelden, warten ... bis wir endlich beim zuständigen Arzt drankamen. Der sah den Ultraschallbefund und meinte, das sei so gravierend, das müssten wir operieren lassen, wenn der Kleine korrigiert 4 Monate alt wäre.

Daraufhin meinte ich, dass ich das Bein sehr viel gedehnt und massiert hätte. Es sah deutlich besser aus als früher. Auch die Beinlängendifferenz sei nicht mehr so ausgeprägt.

Da meinte er: „Okay, dann schaue ich es doch noch kurz klinisch an." Und tatsächlich, er zog und schob und das Beinchen rutschte an die richtige Stelle!

Ich war überglücklich, denn ich registrierte sofort, was das bedeutete. „Okay, das ändert natürlich alles. Dann kommen Sie morgen und wir gipsen ihn ein."

Endlich, endlich erschien der Gips möglich! Für uns bedeutete das 3 mal 3 Wochen Gips. Jeder Wechsel in Narkose, stationär und zur Überwachung auf der Intensiv-Station, da er ein ehemaliges Frühchen war.

Zum Glück hatte mich meine Mama zu diesem Termin begleitet. Sie war so spontan, noch 2 Tage länger bei uns zu bleiben. Jemand musste sich ja wieder um die Großen kümmern und mein Mann mit einer Einzelpraxis konnte leider nicht so „spontan" sein.

Wir fuhren heim, packten mal wieder einen Krankenhauskoffer und organisierten noch ein paar Dinge.

Der BBF-Gips, also Becken-Bein-Fuß-Gips nach Fettweiß, stellte mich vor neue Herausforderungen. Ich war total unerfahren, was Gipse anbelangte und hatte mich zuvor nicht im Internet schlau gemacht. Für mich zählte nur, dass nun die Möglichkeit bestand.
Am nächsten Tag fuhren wir hin und bereiteten alles für den Eingriff vor: Aufklärung, Narkose, nüchtern bleiben usw. Der Eingriff würde 2 Stunden dauern und danach würde er einen Tag auf der Intensiv-Station bleiben. Wieder am Monitor. Falls er es gut machen würde, käme er vielleicht sogar früher zu mir auf Station.
Mal wieder haben wir schlecht geschlafen, ich auf der Elternliege und er im Bettchen am Monitor. Selbst während der Nacht vor dem Eingriff wurden die Kinder überwacht.
Wie ätzend! Total unnötig finde ich das. Stillen durfte ich ihn 4 Stunden davor, 2 Stunden davor durfte er noch Tee trinken – aus der Flasche. Aber das tat er natürlich nicht!
Also trug ich ihn weinend herum, bis ich ihn abgeben musste.
Als ich ihn Stunden später wiedersah, war er ganz blass, ausgekühlt und trug einen riesigen Gips.
Zum Glück hatte ich mir vorher keine Fotos angesehen.
Die Ärzte äußerten sich alle sehr, sehr zufrieden. Da die Ausgangslage katastrophal schien, freuten sich alle, dass das Beinchen jetzt richtig saß. Nur ganz selten hielt es im Gips nicht die richtige Position, aber sie zeigten sich optimistisch.

Leider weinte der Kleine nach der Narkose ganz viel und wenn man sein rechtes Füßchen berührte, jammerte er noch mehr. Ich glaube, es tat ihm schlichtweg sehr weh. Es war ja wie „ausgerenkt", in seinem Falle „eingerenkt".

Zwar meinten die Ärzte, es könne nicht sein, aber ich beobachtete ihn gut.

Ihn am Monitor mit der Sättigung, den ganzen Kabeln und der Sauerstoffmaske neben ihm zu sehen war sooo schrecklich!!!

Eine Retraumatisierung nennt man das.

Wieder sah ich ihn, mit Handtuchrollen gelagert, in einem Bettchen, und ich durfte ihn nicht selbst rausnehmen, um ihn zu trösten!

Die Intensivschwester gab ihn mir schließlich in den Arm. Ich durfte ihn anlegen, sobald er trinken wollte.

Da saß ich nun auf einem Besucherstuhl mit Stillkissen, der Kleine am Kabelgedöns angeschlossen.

Oh, wie ich das hasste! Ich hatte das zur Genüge gehabt. Wochenlang. Jetzt waren mir Stunden zu viel!

Zum Glück trank er bald, hatte gute Werte. Aus Platzmangel durfte er um 14 Uhr mit mir hoch auf die normale Orthopädie-Station. Da lag er bei mir im Arm auf der Elternliege oder daneben. Ich las sehr viel, da er fast nur schlief.

Netterweise brachte mir eine Schwester ein richtiges Krankenbett, schob das Babybett und die Liege raus. Wir schliefen so, Arm in Arm, die ganze Nacht. Das war nicht einmal unsere schlechteste Nacht.

Daher kam ich auf die Idee, dass der Kaffee ihn wohl zu sehr belastete. Der, den ich im Krankenhaus trank, hatte wohl nicht genug Koffein, um ihn wach zu halten.
Am nächsten Tag fand das Abschlussgespräch statt. Als ich fragte, was der Kleine denn mit diesem monströsen Gips anziehen sollte, lautete die Antwort: „Einen Body und Socken, mehr braucht er nicht."
Nee, schon klar, es ist Winter und kalt draußen! In dem Haus mag das ja gehen, aber draußen?
Wir vereinbarten den nächsten Gipswechsel in 3 Wochen. Dieses Mal dürften wir nüchtern kommen und mussten nicht schon am Tag zuvor hier sein. Ich sollte am Abend davor anrufen und fragen, ab wann der Kleine nüchtern sein sollte.

Mein Mann holte uns ab und ich bat ihn, 2 zusätzliche Decken mitzubringen. Irgendwie mussten wir ihn warmhalten. Die Hüftdysplasie-Kinder werden sehr breit eingegipst. Man kann sich das so vorstellen, als ob ein Kleinkind auf einem Bobbycar säße. In der Hüfte gebeugt, so weit abgespreizt an den Oberschenkeln und die Füßchen nach draußen zeigend. Leider Gottes befand sich noch eine Befestigungsstange zwischen den Füßen. Das machte die Sache umso komplizierter.
Beim nächsten Mal war ich klüger und bat die Ärzte, die Stange so hoch wie möglich zu positionieren, das vereinfachte das Tragen deutlich.
Glücklicherweise passte der Kleine gerade so noch in die Babyschale. Beim nächsten Gips musste ich ein Hir-

sekissen unter den Po legen, damit er nicht in der Luft hing.

So fuhren wir heim.

Zu Hause organisierte ich erst einmal das nun nötige Equipment zum Wickeln. Man nimmt die kleinsten Windeln, die es gibt, reißt die Kleber ab und schiebt sie mit einem Holzspatel oder Finger in die „Versorgungs-Ritze“ (so habe ich sie genannt). Der Gips hat ungefähr eine „Damenbinden-große“ Lücke im Bereich der Genitalien. Das ist nötig, um das Kind wickeln zu können. Sie wird jedoch so klein wie möglich gehalten, damit der Gips seine volle Wirkung hat.

Jede, die ein Stillkind hat, weiß, wie flüssig der Stuhl sein kann ... Ich glaube, genug Fantasie hat jede Mama, um sich vorzustellen, was für eine Sauerei das nach kurzer Zeit ist.

Da kam der Moment, an dem ich anfing, doch zu googeln!

Am besten klebt man Slip-Einlagen an die Ränder des Gipses und tauscht diese jeden Tag. So wird verhindert, dass der Gips nass wird und anfängt zu stinken. Des Weiteren ist es zwingend nötig, das Baby richtig zu lagern. Durch den Gips am Rücken entsteht eine Stufe und die wird durch ein dickes Handtuch oder eine Decke ausgeglichen. Zusätzlich müssen die Beine unterpolstert werden. Sie sind in der Hüfte abgewinkelt und würden das Baby durch das Gipsgewicht überstrecken. Wir benutzten unser Stillkissen oder nahmen eine Decke, die wir vorher zu einer dicken Rolle drehten.

Überall, wirklich überall lagen bei uns Kissen und Decken herum, denn einfach ablegen konnte man ihn nicht mehr.
Recht gut funktioniert hat allerdings eine Babywippe, denn da konnte man ihn super reinlegen. Später musste ich jedoch einen neuen Bezug nähen. Diesen nähte ich deutlich flacher als den Orginalbezug, da der Kleine mit dem Gips sonst in der Luft gehangen hätte.
Auch die Kleiderfrage stellte mich vor neue Herausforderungen. Bei der Tübinger-Schiene durften weder an den Schultern noch im Schritt Druckknöpfe sein, da der Kleine sonst Druckstellen bekommen hätte. Jetzt musste alles „über den Kopf" angezogen werden. Normale Oberteile und Pullis gingen, Bodys eine Nummer größer, da sie sonst im Schritt nicht zugingen. (Ich kaufte mir daher „Mitwachs-Bodys" der Firma Jako o, die einen extra langen Steg hatten.)
Kein Strampler, keine Strumpfhose ging von unten über den Gips, egal wie weit und breit. – Der Steg war im Weg.
Ich besorgte mir sogenannte Long-Johns, das sind Bodys mit langem Bein, die unten komplett mit Druckknöpfen versehen sind.
Diese lassen sich gut über den Kopf ziehen und dann unten schließen, indem man die Stange ausspart. Auch hier empfiehlt es sich, eine Nummer größer zu kaufen. Im Winter gibt es sie auch mit Wolle.
Für draußen eine Jacke und eine Einschlagdecke für unten. Ich nähte ihm in einen normalen Fleece-Anzug,

den ich unten auftrennte, Druckknöpfe rein, damit er es schön warm hatte.
Es gibt auch Firmen, die Bekleidung und Schlaf- sowie Fußsäcke verkaufen, wie die Firma Kiek Hip Wear. Diese Fußsäcke sind extra breit und die Kinder haben es im Kinderwagen schön warm.
Man muss gut überlegen, ob sich solche Anschaffungen lohnen. Laut der Regel der Orthopäden geht die Behandlung umso kürzer, je jünger das Baby ist. Direkt nach der Geburt 3 x 3 Wochen, gelegentlich auch kürzer. Wenn die Kinder größer sind, muss man sich manchmal auf Monate einstellen.

Nachdem die Kleiderfrage geklärt war, ging es ums Tragen. Mit der Stange zwischen den Füßen ging das nur liegend im Arm. Dies verursachte auf Dauer echte Rückenschmerzen bei meinem Mann und mir. Später konnte man ihn auch mit der höheren Stange in einen Tragerucksack stecken, was viel angenehmer war.
Dass man die Stangenhöhe variieren konnte, wusste ich nicht. Als sie sich beim 2. Gips höher befand, fragte ich nach. Daraufhin bekam er sie jedes weitere Mal so hoch wie möglich.

Vieles fällt leider weg, wenn ein Baby einen so großen Gips hat: das Kuscheln ist schwieriger, nachts auf dem Bauch der Mama schlafen, das Tragen und das Stillen! Das fand ich nach dem schlecht Tragen-können und den

dadurch hervorgerufenen Rückenschmerzen das Zweit-Blödeste!
Beim Stillen war es jetzt nötig, sich über den Kleinen zu beugen, wenn ich ihn im Arm hielt. Die eingegipsten Beinchen standen so breit nach rechts und links an, dass sich der Abstand zwischen uns vergrößerte und er sich ziemlich verdrehen musste, um überhaupt an die Brust zu kommen. So lagen wir beide ziemlich unbequem und verdreht nachts beim Stillen im Bett und tagsüber auf dem Sofa. Genauso wie man es beim Stillen nicht machen sollte. Es soll schließlich angenehm und entspannt sein.
Zu dieser Zeit brauchte ich noch mehr Kissen im Bett, um ihn und mich richtig zu „lagern".
Und was das Bett angeht: Als ich nach der ersten Gipsanlage nach Hause kam, bat, nein, flehte ich meinen Mann an, er müsse mir ein 3-Meter-Bett bauen. So könne ich unmöglich 9 Wochen aushalten ...
Der Kleine benötigte viel mehr Platz als zuvor. Und wenn dann noch die Großen nachts zu uns kamen, lagen wir wie die Ölsardinen da. Kein erstrebenswerter Zustand und auch nicht für einzelne Nächte akzeptabel.
Ich schlug meinem Mann vor, er dürfte mir auch nur ein Matratzenlager bauen, wenn das mit dem Bett auf die Schnelle zu schwierig sei. Glücklicherweise kam meinem Mann eine gute Idee: Er kaufte einfach zu unserem 2-Meter-Bett nochmals als ein 1-Meter-Bett dazu und verschraubte beides miteinander. Perfekt! Anschließend bestellte ich noch eine 3-Meter-Matratzen-

auflage und 2 Bezüge in dieser Größe und wir hatten eine super Liegefläche.
Endlich Platz im Bett. Egal, wer da lag.

Als der erste Gipswechsel anstand, zappelte ich vor Aufregung den ganzen Tag herum. Ich rief am Abend zuvor an und erhielt die Auskunft, dass der Kleine an 3. Stelle sei. Ungefähr um 11 Uhr würde er drankommen und er sollte ab 6 Uhr nüchtern sein. 5 Stunden nüchtern, super Idee! Und aus dem Fläschchen trank er ja auch nicht.
Da die Herbstferien anbrachen und wir eigentlich in den Urlaub fahren wollten (das hatten wir geplant, bevor wir wussten, dass der Kleine da einen Gips bekäme), nahm mein Mann frei und begleitete uns. Zum Glück!
Denn aus den 5 Stunden wurden 8! Die OP vor dem Kleinen verzögerte sich, so kam er erst um 14 Uhr dran. Ich konnte es echt nicht glauben, so ein kleiner Wurm musste so lange nüchtern sein! Da die Schwestern mir auch nicht sagen konnten, wann er drankommen würde, konnte ich ihm nicht einmal Tee geben ... und so trugen wir ihn stundenlang herum.
Es war schrecklich! Er wollte immer bei mir trinken, er roch ja die Milch und die Mama verweigerte es ihm. Daher freute ich mich sehr, dass mein Mann mit dabei sein konnte und ihn viel trug.
Als der Kleine endlich drankam, fuhr mein Mann zu den Großen heim. Er wollte uns am nächsten Tag abholen.

Bis der Kleine seinen Gips erhielt und ich ihn auf Intensiv besuchen konnte, war es 17 Uhr. Als ich ihn endlich anlegen konnte, hatte ich das Gefühl zu platzen! Glücklicherweise gab es auf der Station eine Milchpumpe und ich konnte einen Teil abpumpen. Auch das erinnerte mich sehr an unsere Frühchen-Zeit.
Auf Intensiv bot sich wieder ein ähnliches Bild: ein blasses, leicht ausgekühltes Kind, noch benommen und am Monitor.
Da wir das letzte Mal auf die Normal-Station gehen durften, fragte ich wieder danach. Diesmal wollten sie es uns nicht erlauben.
Normalerweise blieben die Babys eine Nacht da und letztes Mal hätte man den Platz gebraucht. Da ich es unerträglich empfand, ihn am Monitor zu sehen, nervte ich solange herum, bis der Kleine schließlich um 23 Uhr auf die normale Station verlegt wurde.
Klar mochte ich anstrengend sein, aber ich sah es echt nicht ein! Letztes Mal hatte er es super gemacht und jetzt sollten wir nur „Plätze füllen"?!?
Logisch, dass unsere Nacht nur aus wenigen Stunden bestand. Bis wir unser Bettchen gebaut hatten, schlug es Mitternacht und ich konnte vor Aufregung kaum schlafen.
Die Visite fand am nächsten Morgen um 7 Uhr statt, danach durften wir gehen. Leider konnte mein Mann nicht ganz so schnell da sein, wie ich mir das gewünscht hatte. Er kam gegen halb 10 mit den Jungs im Schlepptau. Da beschloss ich, beim nächsten Gips selbst zu

fahren und das Auto dazulassen, um gleich nach der Visite heimfahren zu können. Schnell, schnell weg! Ich hatte echt genug Zeit in Krankenhäusern verbracht. Wir kamen auf über 4 Monate bislang.

Der 2. Gips saß, wie schon geschrieben, etwas geschickter für mich, da ich den Kleinen besser tragen konnte. Ein Hoch auf alle Tragetücher und-Rucksäcke dieser Welt! Ihr seid eine echte Bereicherung für uns Mütter!
Ich besitze verschiedene Modelle: ein elastisches und ein festes Tuch sowie einen Tragerucksack für das Alter ab 5 Monaten und ein uraltes Modell. Da passte er perfekt hinein, da man die Länge hier gut verändern konnte.
Als ganz elementar wichtig stellte sich die Polsterung der Stange heraus, da diese sonst sehr, sehr drückte. Also mich – in den Bauch! Erst verwendete ich eine Rohrverschalung, später einfach ein dickes Fleece, das ich darum herumwickelte.

Man konnte den Kleinen natürlich auch nicht baden oder mit ihm schwimmen gehen. Selbst impfen ging nicht, wohin auch?
Daher besuchten wir keine Krabbelgruppen, Babymassage oder Baby Yoga. Was hätte er da machen können? Mit diesen abgespreizten Beinen ging nicht einmal die Bauchlage.

So blieben wir die 9 Wochen einfach zu Hause und ich freute mich auf Mitte Dezember, wo der Gips abkäme. Mir taten zwar meine großen Jungs leid, da durch den Kleinen und die Krankenhausaufenthalte doch sehr viele Urlaube für sie ausfielen. Aber blieb mir etwas anderes übrig?

Den 2. Gipswechsel ging ich wesentlich routinierter an. Da der Kleine wieder nüchtern bleiben musste, fuhr die Oma mit uns mit, konnte ihn im Auto bespaßen und ihm noch ein paar Schlückchen Tee geben.
Dieses Mal hatten wir ein paar Tage vorher geübt, wieder aus dem Fläschchen zu trinken. Natürlich mit sehr süßem Tee, aber irgendwie musste ich ihm das Gummiding schmackhaft machen.
Meine Tasche hatte ich diesmal besser gepackt. Da der Kleine zwischen 3 und 4 Stunden im OP und Aufwachraum verbringen würde, nahm ich genug zu lesen mit, meine Milchpumpe und einiges zu Essen.
Lustigerweise kam er mit dem Gipswechsel freitags alle 3 Wochen dran. Tja, und im Krankenhaus wiederholt sich das Essen alle 3 Wochen, sodass ich jedes, wirklich jedes Mal Wirsingauflauf bekam!
Sie bestellen das Essen für die Mütter vor und da man nicht weiß, ob Vegetarier dabei sind, bleibt eben nur das Gemüsegericht übrig!
Auch Frühstück und Abendessen zeigten sich „überschaubar". Für mich, als Vollstillende, definitiv zu wenig. So nahm ich mir 2 belegte Brötchen, einige Schokorie-

gel und etwas Obst mit. Nicht zu vergessen mein Stillkissen und einen Schal, da man nie alleine im Zimmer war und so etwas Privatsphäre hatte.
Für die Babyschale hatte ich ein extra Kissen mitgenommen, da ich davon ausging, dass der Platz darin noch knapper sein würde.
Das führte dazu, dass ich trotz einer Nacht mit einem kleinen Koffer ankam.
Auch für den Kleinen hatte ich seine Decke und einige Schnüffel-Tücher dabei, damit sein Krankenhausbett etwas nach zu Hause roch.
Dieses Mal lief alles glatt. Wir kamen an, gingen noch kurz zum Narkosearzt und dann konnte ich den Kleinen schon zum Eingriff umziehen. Die Oma blieb noch solange, bis er drankam, dann fuhr sie mit dem Zug nach Hause.
Unser Zimmer war noch belegt, als der Kleine in den OP kam. So saß ich die ganze Zeit auf dem Flur und las.
Da ich dem Narkosearzt unsere Geschichte erzählt und ihn gebeten hatte, ihn möglichst kurz nur auf Intensiv zu lassen, versprach er mir, dass, wenn alles gut ginge, er nur länger im Aufwachraum bliebe und dann zu mir käme.
So bezog ich gerade das Zimmer, als der Kleine hochdurfte.
Wie immer roch er fremd und komisch nach Gips. Als er etwas wacher war und Milch getrunken hatte, wusch ich ihn und zog ihm seine eigenen Sachen an.

Das Krankenhaus-Hemdchen passte eh nicht richtig und ließ sich nicht schließen.
Dass sich der Kleine jedes Mal so kühl anfühlte, lag daran, dass sie ihm so viel ausziehen mussten, um den Gips anlegen zu können.
In seinen eigenen Kleidern und besser riechend, nahm ich ihn fest in den Arm und dachte mir: Nur noch 3 Wochen, dann haben wir es geschafft!
Am nächsten Morgen fuhr ich direkt nach der Visite nach Hause und wir kamen pünktlich zum Frühstück an.

Die Nächte verliefen weiterhin schrecklich, gefühlt schlimmer als vorher. Gut, durch den Gips musste er gezwungenermaßen so liegen, wie ich ihn hinlegte. Ich hatte jeweils die Hoffnung, das wäre bequem.
Also suchte ich im Internet nach Eltern mit ähnlichen Erfahrungen und eventuellen Tipps. Es war unglaublich, was sich manche Eltern einfallen ließen. Am besten fand ich die Idee mit dem großen Sitzsack. Da konnte man das Kind einfach hineinlegen, etwas drücken oder ruckeln und schon passte sich der Sitz dem Kind an!
So versuchte ich, auch die Babyschale passend zu machen. Ich nähte ein Hirsekissen und drückte es hinein, bis ich zufrieden war.

Als der Gips endlich abgenommen wurde, steckten darunter so dünne und „staubige“ Beinchen, dass mir die Tränen kamen. Abgenommen wurde er ohne Narkose und wir konnten nach dem Ultraschall und der Anlage einer erneuten Tübinger-Schiene wieder nach Hause fahren.

So begann für uns die Weihnachtszeit mit Schiene und in der Hoffnung, in 4 Wochen, bei der Kontrolle, alles los zu sein!
Das war ein so schönes Gefühl, ihn auch mal ohne alles zu haben, zu kuscheln, zu baden und einfach ein ganz „weiches" Baby im Arm zu halten.

Kurz nach Weihnachten war eine Kontrolluntersuchung in der Frühchen-Ambulanz angesagt. Dort wird, ähnlich den Kinderuntersuchungen U1/2/3 usw., das Baby getestet. Was es kann, wie die bisherige Entwicklung verlaufen ist und auch körperliche Untersuchungen wie Blutabnahmen standen an.
Bei den Frühchen wird die Zeit immer korrigiert. Sprich, man nimmt den eigentlichen Entbindungstermin für die Entwicklung und nicht den Geburtstermin.
Ich habe für mich immer den Zeitpunkt genommen, an dem das Baby heimkam.
Sie sind zwar nicht so weit entwickelt, wie sie es nach ihrem Geburtstag wären, aber meist weiter, als sie es vom eigentlichen Termin sind.
Beim zweiten Kind oder dritten ist man eh entspannter, was das Krabbeln, Sitzen, Laufen angeht, aber für das Zufüttern und Breigeben fand ich das als Anhaltspunkt ganz gut.

Hier, in der Ambulanz, wurde er so untersucht, als sei er 5 Monate alt.

Zunächst wurden wir über seine Entwicklung befragt, ob uns etwas Sorgen bereitete und ob uns etwas aufgefallen sei. Da er 9 Wochen eingegipst war, konnte er natürlich noch keine Bauchlage, aber auf dem Arm hielt er sein Köpfchen ganz gut.

Danach wurde er untersucht: Ultraschall vom Gehirn, dem Bauch, Abhören von Herz und Lunge und eine Blutabnahme.

Der Impfausweis wurde kontrolliert und ich wurde gefragt, ob wir noch zur Physiotherapie gingen.

Das musste ich verneinen. Durch den Gips konnten wir die Übungen, die wir zuvor gemacht hatten, nicht durchführen.

Wir „übten mit ihm im Alltag". Da wir ihn ständig auf dem Arm hatten, war seine Kopfkontrolle ganz gut. Wir boten ihm auch Sachen zum Greifen an.

Die ganze Nachuntersuchung dort ging sicherlich 1 Stunde. Nachdem wir noch sein Ess- und Schlafverhalten besprochen hatten, fuhren wir nach Hause.

Am Nachmittag erhielten wir einen erschreckenden Anruf: Der Kleine hätte ein ganz schlechtes Blutbild. Es sei ein ganz ausgeprägter Eisenmangel, den er habe. Wohl durch die Frühgeburt und die Plazentalösung bedingt. Da er so schlimme Bauchschmerzen und Blähungen hatte, hervorgerufen von den Eisentropfen, gab ich ihm die Eisentropfen nicht jeden Tag.

Das schockte uns natürlich sehr. Wir sollten sofort mit einer hochdosierten Eisentherapie beginnen und in 2 Wochen das Blut durch den Kinderarzt kontrollieren lassen.
Dass man ihm bei den Gipswechseln Blut abgenommen und mir das Ergebnis nicht gesagt hatte, nervte mich total.
Ich sah die Einstichstelle und fragte jedes Mal, ob ihm Blut abgenommen worden wäre. Daraufhin sagte man mir: „Ja, für eine Blutgasuntersuchung." Also dachte ich natürlich, wenn es auffällig gewesen wäre, hätte man mir ja Bescheid sagen können. Schließlich hatte ich die Schwestern und Ärzte direkt darauf angesprochen.
Da ich damals keine Informationen erhalten hatte, rief ich im Krankenhaus an und ließ mir die Werte durchgeben. Selbstverständlich waren sie auch da schon schlecht gewesen, was mich sehr, sehr ärgerte! So etwas von überflüssig!
Ich hätte ihm schon 2 Monate eher die Eisentropfen geben können, dann wären seine Werte nicht ganz so tief in den Keller gegangen.
Eine direkte Begründung bekam ich allerdings nicht.
Leider konnten die Eisentropfen derzeit nicht geliefert werden. So setzte ich alle Bekannten darauf an, bei sich im Ort die Apotheken abzuklappern, ob noch irgendwo Tropfen vorrätig seien. Letztendlich bestellte ich sie in den Niederlanden, da sich die Einnahmemenge von dem Sirup, den man hier bekam, deutlich unterschied.

Nach 2 Wochen stiegen seine Werte an und die Tropfen konnten reduziert werden. Erhalten solle er sie jedoch das ganze erste Lebensjahr.

Da sich der Eisenmangel so deutlich zeigte, beschloss ich nun doch, langsam mit der Beikost zu beginnen.
Da er bisher voll gestillt wurde, erhielt er, im Gegensatz zu den „Flaschen-Kindern“, kaum Eisen über die Muttermilch. (Dem Milchpulver konnte man schließlich Eisen zusetzen im Gegensatz zur eher eisenarmen Muttermilch.)
Der Kleine war nun 7,5 und korrigiert 5 Monate alt. Eigentlich wollte ich noch einen Monat warten, bevor der Kleine seinen ersten Möhrenbrei bekäme.

Der Große hat seinen ersten Möhrenbrei mit 6 Monaten bekommen und stellte sich danach als das totale Brei-Baby heraus.
Bei ihm fing ich ganz klassisch und nach Plan an. Wie ich schon beschrieben hatte, hielt ich mich beim Ersten noch ganz streng an „Vorschriften“, d.h. wenn „man“ angeblich auf diese Art zufütterte, dann habe ich das auch so gemacht.
Im Nachhinein ist das verständlich. Irgendwie muss man ja beginnen und wissen, wie man weiter vorgeht. Aber so streng sein und mir selbst Druck machen, das würde ich nicht noch einmal.
Damals gab es am 1. Tag 3 Löffel Möhrenbrei, am 2. Tag 4 Löffel und so weiter, bis am Ende der ersten Wochen

maximal 10 Löffel gegessen werden durften. In der 2. Woche wurde die Menge gesteigert und erst danach kamen Kartoffel in Woche 3, Fleisch in Woche 4 und zuletzt das Öl hinzu. Anschließend wurde noch gestillt, bis die Mahlzeit nach 5 Wochen komplett war. Dann gab es nur Wasser aus einer Trinklernflasche oder einen Becher zu dieser Mahlzeit. (Das ist jetzt 11 Jahre her.)

Der Abendbrei ersetzte als 2. eingeführte Mahlzeit die Muttermilch. Hier entschloss ich mich zur milchfreien Variante mit Getreide, Wasser, Obst und Mandelmus.

Das hat er total abgelehnt, könnte man sagen! Er sperrte seinen Mund auf, als er mich mit dem Essen sah, er probierte, aber spuckte alles im hohen Bogen wieder aus und brüllte mich an, was ich mir erdreisten würde, ihm anzubieten! Also stillte ich ihn und versuchte es am nächsten Abend noch einmal. Das gleiche Spiel! Wieder Gebrüll und Verweigerung.

Ich überlegte, ob es wohl an der Tageszeit und nicht nur an der Brei-Art lag. Daher fütterte ich ihm am kommenden Abend seinen geliebten Gemüse-Brei. Dieser wurde freudig verdrückt und so bekam er 2 mal am Tag einen Gemüse-Brei.

Natürlich machte ich mir Gedanken, ob ihm das Getreide nicht „fehlen" würde. Ich versuchte es ein paar Wochen später nochmals mit einem „fertigen" Milch-Getreide-Brei. Zugegeben, die fertigen Breie schmecken süßer und der Milchgeschmack rundete das Essen besser ab. Aber es war nichts zu machen, denn auch dieser

Brei wurde angebrüllt und ausgespuckt. Da musste ich wohl akzeptieren, dass es nicht schön „nach Plan lief".
Die nächste Milchmahlzeit, die es zu ersetzen gab, war das nachmittägliche Stillen. Hier stand ein Obst-Getreide-Brei auf dem „Plan". Auch dieser, wie konnte es anders sein, wurde abgelehnt!
Gut, er war eben kein Getreide-Kind.
Hier akzeptierte er reines Apfelmus, es durften auch Banane und Birne darin sein, später ganz weiche Williams Christ Birne, aber auch nur diese Sorte. Da wurde mir plötzlich klar, dass das Stillen ziemlich perfekt gewesen war. Immer da, immer warm und immer lecker!
Er aß nachmittags eher wenig. Das Mittagessen sättigte ihn gut bis zum Abendessen um 19 Uhr.
Die letzte Mahlzeit, die ungefähr mit 10 oder 11 Monaten eingeführt wird, ist das Frühstück.
Da er nachts bis ungefähr 5 Uhr durchschlief und da noch einmal gestillt wurde, hielt er es gut durch, bis wir gemeinsam frühstückten. Er wachte meist gegen 8 Uhr auf, wir zogen uns an und setzten uns gemeinsam an den Tisch. Hier aß er, glücklicherweise mit vielen Zähnen ausgestattet, klein geschnittenes Butterbrot, Toast mit Frischkäse, Hartkäse und, welch ein Wunder, ein Kindermüsli, welches hauptsächlich aus ganz feinen Haferflocken bestand. Manchmal rührte ich es in Milch, manchmal auch in Joghurt ein.
So hatte er doch noch sein Getreide. Anschließend stillte ich ihn, bis er mit 13 Monaten nicht mehr nach der Brust verlangte.

Wenn er nachts wach wurde, bot ich ihm Tee an, den er gut akzeptierte.
Als er größer wurde, pürierte ich den Brei nicht mehr, sondern zerdrückte nur grob das Gemüse. Ab diesem Moment fing er an, manche Gemüse abzulehnen.
Meine Mutter hatte, ganz stolze Oma, im Frühjahr für den Großen ganz viele neue Obststräucher gepflanzt, damit er im Sommer davon naschen könne. Leider mochte er nichts von alledem! Keine Himbeeren, Brombeeren oder Johannisbeeren. Dabei lieben kleine Kinder oft winziges Obst, das sie sich selbstständig in den Mund stecken können.
Dieses „Einsammeln" mit dem Pinzetten-Griff ist auch wichtig für die Feinmotorik.
So mussten die armen Sträucher warten, bis 2 Sommer später der Mittlere sie leer futterte!

Der Mittlere fing deutlich früher an, sich für Essen zu interessieren. Er saß bei den Mahlzeiten immer mit am Tisch und verlangte schon früh nach einem Stück Brotrinde zum Nagen.
Beim Großen hätte ich mir noch ins Hemd gemacht, ihm vor Einführung der Beikost „böses" Weizen zu geben!
Er veranstaltete allerdings so ein Theater, bis ich endlich nachgab. Dann lutschte er zufrieden auf einer Brotrinde herum.
Bei ihm startete ich mit der Beikost, als er 6 Monate daheim war. Ich nahm den „Heimgeh-Moment" immer

als guten Anhaltspunkt für meine „Berechnungen". (wann zu impfen war, wann welche Milchmahlzeit ersetzt wurde und für solche Entwicklungsschritte wie Krabbeln, Sitzen und Laufen)

So startete ich wie davor mit Möhre, dann Kartoffel, Fleisch und Öl. Er freute sich übers Essen und futterte gleich drauf los. Anschließend versuchte ich es mit Fenchel, Brokkoli, Blumenkohl und Kohlrabi. Auf Pastinake verzichteten wir, da diese abführend wirkt.

Abends bereitete ich ihm einen Getreide-Brei mit Mandelmus zu, den er klaglos aß, richtig gut geschmeckt hat ihm nur die Fertigmischung Milchgetreidebrei. Diesen nahm ich ab und zu mit, wenn wir unterwegs waren. Dafür war der Brei sehr praktisch. Man benötigte nur heißes Wasser und er konnte schnell angerührt werden. Gläschen kaufte ich ganz selten. Beim Mittleren als Zwischenmahlzeit, um den Nachmittagsbrei zu ersetzten.

Nachmittags aß er, ebenfalls problemlos, den Obst-Getreide-Brei, wobei auch er kaum Hunger hatte und ihm etwas Obst reichte. Er stellte sich als ein ganz großer Obstesser heraus. Alles, was auf den Tisch kam, wurde gegessen, im Gegensatz zum Großen.

Beim Frühstück schmeckte ihm das Gleiche wie dem großen Bruder.

Auch ihn stillte ich noch morgens und abends zum Einschlafen.

Morgens verlangte er, nach einem ausreichenden Frühstück, nicht mehr nach Milch, sondern trank Tee oder die geliebte Fencheltee-Apfelsaft-Mischung.

Als Zwischensnack am Vormittag reichte ihnen oft ein Stück Obst oder ein Früchteriegel, bzw. wir aßen einfach zeitig um 12.30 Uhr.

Also setzte ich beim Kleinen ganz klassisch auf meine Möhren und fütterte ihm den ersten Löffel.
Nix wars! Er presste die Lippen zusammen und verweigerte sich! Jeden Tag aufs Neue.
Manchmal schafften es kleine Atome Möhrenbrei in seinen Mund, aber im Großen und Ganzen war es nach Tagen vielleicht ein kompletter Löffel, den er geschluckte hatte.
Er wollte einfach nichts vom Löffel essen.
Als wir ihn abends auf dem Schoß hatten, gab ich ihm kleine Stückchen Brot, direkt von meinem Fingern. Da sperrte er den Mund auf und aß diese.
Also versuchte ich bei ihm das derzeit angesagte „Baby-led-weaning“. Eigentlich war das nicht mein Plan gewesen. Ich fand das mit dem Brei gut und dass jeden Monat eine Stillmahlzeit ersetzt werden würde. Daran ließ sich nichts aussetzen. Allerdings dachte ich mir, etwas weniger streng oder rigoros vorzugehen.
Ich hatte die Jungs „nach dem Ersetzen der Mahlzeit“ nicht mehr gestillt, selbst wenn ich eigentlich kein Problem damit gehabt hätte, ab und zu noch die Brust zu geben. Aber ich dachte, das macht man so!
So bekam der Kleine gekochtes Gemüse in die Hand gedrückt, welches er doch tatsächlich mit Wonne aß! Brokkoli, Karotte, Kartoffel. Brot und Banane favorisier-

te er. Manchmal half ich ihm und führte das Essen zum Mund. Ich hatte mir das Baby-led-weaning bewusst am Anfang nicht durchgelesen. Ich wollte mich nicht schon wieder einschränken, sondern nach Gefühl vorgehen, so wie ich dachte und wollte nicht wieder irgendeinem „Plan“ folgen.
Hauptsächlich wurde er gestillt, aber wenn wir gemeinsam am Tisch saßen, bekam er von dem, was wir aßen. Viel Gemüse und Brot, auch das Innere eines Brötchens. Banane konnte er selbst halten. Ich glaube, er fand das richtig gut!

Später wurde mir auch klar, warum er nichts vom Löffel wollte: Er erhielt ja immer die ekligen Eisentropfen und Vitamin D. Für ihn bedeutete Löffel = Bäh!
Selbstverständlich bekam er keine gewürzten Speisen, aber weiche Nudeln oder in Streifen geschnittenes Gemüse ging problemlos.

Da er durch die Tübinger-Schiene seine Beine nicht „trainieren“ konnte, weder das Liegen in Bauch- oder Seitenlage noch das Drehen auf den Bauch, hatte er „nur“ seine Händchen zum Üben und wurde richtig geschickt damit.
Mit korrigierten 7 ½ Monaten aß er daher komplett selbständig.
Ich hatte keinen weiteren Brei-Versuch mehr unternommen. Wozu auch? Er aß allein, von allem etwas und bestimmte selbst, wie viel davon. Auch kalte und harte

Sachen wie Gurke und Hartkäse mochte er. Diese Lebensmittel konnte er, zahnlos wie er war, gut auf den Kauleisten abbeißen.

Der Zahndurchbruch erfolgte bei ihm eher spät, im Gegensatz zu seinen Brüdern, die mit korrigierten 5 Monaten die ersten und mit 2 Jahren schließlich alle Zähne hatten.
Er hingegen bekam seine beiden ersten Zähnchen mit 10 Monaten, was ihn nicht davon abhielt, Pizza, Pommes und andere „erwachsene Dinge“ zu essen.
Von einer Hebamme aus meiner alten Klinik kam der Spruch: „Stillen bis zur Pizza!“ Und da ist echt etwas dran.
Er zeigte auf die Dinge, die er essen wollte, und sagte: „Di Da“. Er probierte auch gerne aus.
Noch heute sitzt er bei mir in der Küche auf der Arbeitsplatte, wenn ich am Kochen bin. Er nimmt sich alles, was ich gerade klein schneide. Da kann mal eine rohe Zwiebel, ein Pilz oder eine Lauchstange dabei sein. Natürlich wird auch manches wieder ausgespuckt, was ihm doch nicht schmeckt, oder er schüttelt den Kopf und ich nehme es ihm ab.
Ganz am Ende unseres Umgewöhnens auf normale Kost habe ich doch mal nachgelesen, wie das mit dem Baby-led-weaning funktioniert. Wir lagen intuitiv gar nicht schlecht. Man fängt mit 6 Monaten an, vorher klappt das mit der Motorik noch nicht, und setzt das Baby aufrecht hin. Man bietet ihm verschiedene Speisen auf

einem Teller an und es soll sich selbst bedienen. Zunächst gekocht, weich und in Streifen geschnitten. Man füttert es nicht. Hier machten die Anhänger des Baby-led-weaning auch keinen Unterschied zwischen Anfänger-Kost und Lebensmittel, die erst später oder mit einem Jahr gegeben werden sollten, zum Beispiel Hülsenfrüchte wie Bohnen und Erbsen oder blähende Speisen wie Lauch und Zwiebeln.
Bei ihnen lautet die Devise: Alles, was die Erwachsenen am Tisch haben, darf das Baby probieren.
Früher hieß es, dass man, zwecks der Allergie-Prophylaxe, immer nur ein neues Lebensmittel einführen sollte. Allergene Lebensmittel wie Fisch und Eier sollten nicht zu früh gegeben werden.
Heute gilt die Meinung, dass das spätere Einführen dieser Nahrungsmittel keinen Schutz vor Allergien darstellt.
Viele Studien haben nämlich ergeben, dass die Vielfalt in der Ernährung die Bereitschaft der Kinder erhöht, später neue Lebensmittel zu akzeptieren.
Das ist für viele Eltern mit mehreren Kindern natürlich verwirrend. Erst machst du es so und nur so. 10 Jahre später dann plötzlich ganz anders. Dann du musst dir noch den Kopf zerbrechen, ob du deine großen Kinder vielleicht „verdorben" hast!?

Als mich meine Mädels aus der Klinikzeit fragten, wie ich das mit der Beikost damals gemacht habe, erzählte ich natürlich und gab meine Aufschriebe weiter. Ich sagte aber gleich dazu, dass heute ganz andere Dinge „en Vogue“ sind.

Bei den Großen wurde damals Kürbis, Petersilienwurzel und Pastinake als Gemüse für den Brei empfohlen. Sorten, die sich in meiner Küche überhaupt nicht fanden. Warum sollte ich meinen Kindern etwas geben, was wir nicht aßen, bzw. sie beim „Umstieg“ auf die Familienkost nicht mehr bekämen.
Als gute Mama probierte ich es trotzdem aus und muss sagen, Pastinake mag ich nicht und für die Petersilienwurzel fand ich auch keine Verwendung. Nur der Kürbis ist uns geblieben, wir essen ihn alle sehr gerne, am besten in Streifen geschnitten und aus dem Ofen.

Als wir nach 4 Wochen Tragen der Tübinger-Schiene zur Kontrolle ins Krankenhaus kamen, stellte der Arzt fest, dass das Beinchen etwas locker im Gelenk sei. Ich war so darauf fixiert gewesen, dass wir heute zum letzten Male die Orthopädie betreten würden! Bei der Gipsabnahme hieß es nämlich: „Es war so schlecht am Anfang, jetzt so gut. Zur Sicherheit noch 4 Wochen die Tübinger-Schiene und dann braucht er nichts mehr.“
Nur das hatte ich im Kopf gehabt und keinen Gedanken daran verschwendet, dass es auch anders kommen könne.
Leider traf es so ein.
Der Kleine sollte die Schiene weitere 4 Wochen tragen und danach erneut zur Kontrolle kommen.

Die nächste Untersuchung sollte Mitte Februar stattfinden und als ich hinfuhr, hoffte ich, dass dies das letzte Mal sei.
Wieder das gleiche Prozedere: anmelde, warten, anmelden, lange warten. Dann kam der Ultraschall mit einem vernichtenden Ergebnis!!!
„Das Beinchen ist so locker und wird zu wenig von der Hüftpfanne überdeckt."
„Ja, was sollen wir denn machen? Nochmal die Schiene?"
„Nein, das bringt nichts. Wir gipsen ihn nochmal ein."
„Was?"
Ich war total geschockt, damit hatte ich überhaupt nicht gerechnet. Ein weiterer Gips befand sich jenseits meiner Vorstellungskraft.
Sofort brach ich in Tränen aus. Das konnte doch alles nicht wahr sein! Hörte unser Leidensweg denn niemals auf?
Was das bedeutete, war klar: wieder Narkose, wieder Krankenhaus, wieder Intensiv und dieser elende Gips. Kein baden, schwimmen, kuscheln, tragen, schlecht schlafen und ätzend stillen!
Oh Mann. Ich wollte endlich mein Kuschel-Baby haben! Hatte ich mir das nach diesen vielen Monaten nicht verdient?!
Diese vielen Gedanken stürmten in ein paar Sekunden auf mich ein, während die Ärzte nochmals auf den Ultraschall schauten.

Eine Frage musste ich natürlich stellen: „Was passiert, wenn wir ihn nicht wieder gipsen?"
„Dann wird er operiert."
„Ja, aber danach doch auch gegipst, oder?" Das war eher rhetorisch gemeint ...

Sie wollten ihn am liebsten diese Woche noch eingipsen, aber ich bat um einen Tag Bedenkzeit. Das konnte ich nicht hier und jetzt entscheiden. Unmöglich!
Heulend rief ich meinen Mann in der Praxis an und erzählte völlig aufgelöst von dem, was gerade geschehen war.
Wie immer in solchen Situationen versuchte er mich zu beruhigen und machte mir klar, dass das doch „nur ein Gips" und keine Operation sei.
Wir hätten schließlich schon Schlimmeres durchgemacht.
Die Heimfahrt im Auto war nicht die tollste.
Zu Hause versuchte ich mich zu beruhigen und sagte mir immer und immer wieder: „Es ist nur ein Gips, nur ein Gips."
Fast mantraartig ...
Logisch, dass ich am nächsten Morgen anrief, um den Termin für den Gips zu machen, was blieb mir auch übrig.
Dieses Mal müsste der Kleine sogar 3 mal 4 Wochen eingegipst werden, da er mittlerweile älter sei. Der Oberarzt meinte auch, dass sie ihm ein Kontrastmittel in das Gelenk spritzen würden, um es besser zu beurtei-

len. Das Kinder 2 Gipsserien bekamen, traf eher selten zu.
Wieder das gleiche Spiel: Oma „einladen", Termin vereinbaren, Koffer packen und die Lagerungskissen wieder aus dem Speicher holen.
Oh Gott.
Wir mussten natürlich einen Tag vor der OP kommen, um alle Aufklärungsgespräche zu führen, dann den Gips-Tag und die Nacht auf der Intensiv-Station verbringen.
Den letzten gipsfreien Tag verbrachten wir im Schwimmbad und in der Sauna. Die Schiene ließen wir weg. Darauf kam es auch nicht mehr an.
Was die Krankenhaustage anging, war ich ja „Profi". Tasche packen – kein Problem. Genug Nervennahrung, etwas zu lesen, meine Milchpumpe und die Kuscheldecke für den Kleinen.
Der arme Kerl hat doch tatsächlich angefangen sich zu drehen, nur um dann wieder fixiert zu werden.

Im Krankenhaus lief soweit alles gut. Während des Eingriffes machten sie die Spezialaufnahmen, die nur bestätigten, dass das Gelenk in Ordnung sei und wohl „nur" die Bänder, die die Knochen verbinden, zu locker seien.
Nachdem seinem Aufwachen aus der Narkose wurde zur Sicherheit noch ein MRT gemacht. Auch dieses stellte die Ärzte sehr zufrieden.

Da ich die letzten Male so „gut“ verhandelt hatte, durfte der Kleine wieder hoch zu mir auf die Normal-Station.
Die Nacht war ok, traurig, aber der Kleine akzeptierte den Gips problemlos. Viel besser als seine Mama!!!
Die Mama hatte einfach genug!
Ich bin zwar zäh und wenn Dinge sein müssen, werden sie auch gemacht, aber bei mir jetzt war einfach das Fass voll.
Am nächsten Morgen fuhr ich ganz schnell heim.
Da der Arzt, der ihn die ganze Zeit betreute, nach genau 4 Wochen frei hatte, verschoben wir den Gipswechsel und es wurden 4 ½ daraus. Auch der Abstand zum 2. Gipswechsel betrug 4 ½ Wochen. Somit ergab es schon 9 Wochen und ich klammerte mich daran, als er meinte: „Vielleicht reichen auch 2 Gipse.“
Nochmal 4 Wochen und es könnten 13 Wochen sein ... unendlich lange.
Nicht auszudenken! Und mit Sicherheit erwartete uns dann nochmals eine Schienen-Versorgung.

Da wir Mitte Februar hatten, es kalt draußen war, mussten ganz schnell neue Klamotten für den Kleinen her.
Da feststand, dass er den Gips mindestens 9 Wochen tragen würde, lohnte sich die Anschaffung von ein paar „Extras“. Ich besorgte einen warmen Fußsack für den Kinderwagen und einen breiten Schlafsack.
Leider passte der Kleine nicht mehr in die Babyschale. Zuvor hatte ich diese immer aufgepolstert, diesmal ging

das nicht mehr. Glücklicherweise vertreibt eine große Firma für Kindersitze und Babyschalen einen Verleih-Service für Gipskinder. Sie führen spezielle Spreiz-Kindersitze für das Auto im Angebot. Diese werden gegen eine Kaution verliehen und sind echt super. Damit fuhr der Kleine seit Wochen das erste Mal entspannt und ohne zu heulen Auto.

Da ich wirklich einen tollen Mann und geschickter Weise Geburtstag hatte, schenkte er mir eine nagelneue und echt prima Nähmaschine!
Mit der Overlock-Nähmaschine verarbeitete ich ein paar Meter Jersey zu neuen Hosen für den Kleinen. Bei den letzten Gipsen hatte ich noch Kleidung gekauft, dieses Mal machte ich die Hosen für ihn selbst.
Mittlerweile wusste ich, worauf es ankam.
Alles musste man über den Kopf ziehen und unten zuknöpfen können.
Auch die Stange zur Gipsstabilisierung hatte er wieder bekommen. Wie auch beim letzten Mal fragte ich, ob es möglich sei, sie hoch zu befestigen.

Beim Wickeln kam der Profi in mir durch. So lange, wie ich am Anfang gebraucht hatte, dauerte es nicht mehr. Da die Narkose so schlimme Blähungen beim Kleinen verursachte, bekam er danach immer Zäpfchen und die wirkten ziemlich abführend! Das führte dazu, dass, kaum war der neue Gips dran, er sofort versaut wurde.

Da man ja bekanntlich an seinen Aufgaben wächst, nahm ich reichlich Damenbinden und Leukoplast mit. Ich klebte, gleich als ich ihn wiedersah, die Ränder des Gipses ab.

Wie die letzten Male auch, fingen wieder die Ferien an, diesmal die Winterferien, in denen wir eigentlich in den Skiurlaub wollten. Zum Glück wurde der Gips am Anfang der Woche gemacht und wir fuhren nur ein verlängertes Wochenende weg. Eigentlich hatten wir extra ein Hotel mit Schwimmbad und Kinderaktivitäten gebucht. Einer musste ja mit dem Kleinen im Hotel bleiben, da er kaum Skifahren konnte. Ich stellte es mir so schön vor, mit ihm mollig warm im Pool zu liegen und dem Schneetreiben draußen zuzusehen. Leider wurde nichts daraus! Wie auch, mit Gips?
Also trug ich ihn im Tragerucksack mit Jackenerweiterung durch den Schnee und hoffte inständig, dass es das nächste Jahr besser für uns laufen würde.

Normalerweise bin ich nicht so missmutig und am Herumnörgeln, sondern eher positiv und fröhlich, aber das letzte Jahr hatte mir doch einiges abverlangt: Die Schwangerschaft war durch die Übelkeit und den frühen Blasensprung anstrengend gewesen, dann die lange Zeit in der Klinik (15 Wochen) und nun der permanente Schlafmangel und die weiteren Krankenhaustermine wegen seiner Hüfte.

Meine Reserven praktisch erschöpft und ich noch nicht wieder im Normalzustand angekommen.
Es fehlten einfach Pausen zum Durchatmen können. Kleine Ruheinseln, wo einfach alles mal „so lief".
Wie immer musste ich erst ein bisschen schimpfen, um mich auf das zu besinnen, über was ich nicht klagen konnte. Unser Kleiner hatte schließlich 12 Wochen einen Blasensprung ausgehalten, nun die vielen Gipse und er war doch stets ein kleiner Sonnenschein und soweit gesund.

Natürlich fanden auch mein Mann und die Jungs es anstrengend: keine Urlaube, dafür ständig im Krankenhaus. Ich ärgerte mich schon sehr, dass die Gipswechsel und Anlagen immer in den Ferien gemacht wurden! Und doch sind wir wenigstens kurz mit ihm verreist. Wenige Tage nachdem er aus der Klinik entlassen wurde, sind wir einmal in die Schweiz zur Plattentaufe vom Patenonkel gefahren, der ein neues Musikalbum herausgebracht hatte und eine Party gab. Anschließend auch zum Skifahren. Das hätten wir mit dem Großen, so kurz nachdem er geboren wurde, nie gemacht. Er musste erst 15 Monate werden, damit wir uns trauten, in den Urlaub zu fahren. An einen Ort, den wir schon kannten, damit ich wusste, wie es dort sein würde. Dann nochmals, als das Alter des Mittleren korrigiert 6 Monate betrug. Eigentlich hätten wir viel mehr unternehmen können, fühlten uns aber zu ängstlich und standen uns selbst im Weg. Das Verreisen mit Kindern haben wir erst „lernen" müssen, unternahmen dann aber viel gemeinsam. Daher fehlte es jetzt allen. Das Abschalten geht für mich nur wirklich richtig im Urlaub, und selbst da braucht es ein paar Tage.

Meist beinhaltet unser Reiseziel Sonne und Meer, und als wir dann den Wohnwagen kauften, fuhren wir hauptsächlich damit weg.

Das bedeutet für mich die pure Entspannung: Viel Sonne, den Platz suche ich mir aus und wenn uns der Ort nicht gefällt, fahren wir weiter. Man hat nur seine wichtigsten Sachen dabei, reduziert sich ein bisschen (auch die Jungs nehmen nur das mit, was sie wirklich brauchen). Man weiß, was man im Urlaub „vorfindet" und, für mich super toll, es gibt quasi nichts zu putzen und aufzuräumen!

Man ist viel an der frischen Luft, kocht und liest und die Jungs brauchen eigentlich nur ihre Badehose und ein Fahrrad. Nix Handy und Zocken. Das braucht es beim Campen gar nicht, während dies zu Hause oft Dauerthema ist. Schließlich habe ich nicht nur ein Kleinkind, sondern auch zwei Pubertierende.

In die 4 ½ Wochen, in denen ich auf den nächsten Gips wartete, fiel mein 42. Geburtstag, den wir, wie alle Geburtstage bei uns, groß feierten. Silvester kann ich nicht viel abgewinnen, aber bei den Geburtstagen kommt die ganze Familie zusammen. Außerdem gibt es oft noch ein zweites Fest mit Freunden. In dem Jahr, indem ich schwanger in der Klinik lag, hatten wir die Anzahl unserer Feste zwar etwas reduziert, aber als der Kleine end-

lich nach Hause kam, feierten wir eine Baby-Willkommens-Party!
An meinem Geburtstag sind viele Fotos mit dem Kleinen in seinen Gipshosen entstanden. Es gab auch ein paar Bilder mit der Cousine im Partnerlook, und aus den Stoffresten nähte ich ein paar Puppenhosen zur Erinnerung.

Zwar hatte ich mich noch nicht wirklich mit der neuen Gipssituation wieder angefreundet, aber was sollte ich machen? So versuchten wir, das Beste aus dieser Zeit herauszuholen.
Der neue Gips erschien mir jedoch etwas eng am Bauch. So knapp kam mir noch keiner vor. Immer, wenn sich der Kleine nach vorne beugte, machte er Spuckerle. Also schickte ich seinem betreuenden Arzt eine Mail mit einem Foto. Er bat uns, zur Kontrolle in die Ambulanz zu kommen, da auch ihm sich dieser Eindruck aufdrängte.
In der Ambulanz bestätigte sich zum Glück unser Verdacht nicht, denn das hätte nur einen weiteren Gips zur Folge gehabt.
So verblieben wir beim regulären Gipswechsel Mitte März.

Als ich am Abend vor dem Gipswechsel anrief um die Uhrzeit, zu der wir da sein müssten zu erfahren, sagte mir die Schwester, dass ein anderer Arzt den Wechsel vornehmen sollte.

Das „passte“ mir natürlich nicht so ganz, denn „sein“ Arzt hatte gesagt, dass eventuell auch 2 Gipse reichen würden. Ich schrieb ihm kurz eine Mail und fragte, ob es ihm möglich sei, kurz im Gipsraum vorbeizukommen, um sich selbst die Hüfte anzusehen.

Netterweise schrieb er mir „Nerv Tante“, die ich bin, zurück und versprach, nach dem Kleinen zu schauen.

Diesmal war der Kleine wieder erst an 3. Stelle (also circa 11 Uhr) dran, sollte ab 6 Uhr nüchtern sein und wir zusammen um 9 Uhr in der Klinik aufschlagen.

Innerlich schimpfte ich natürlich, schon wieder 3. Stelle! Das könnte sich ja wieder bis weit in den Nachmittag hinziehen.

Doch an diesem Tag blieb das Glück auf unserer Seite. Die Fahrt verlief gut, kein Geschrei auf der Rückbank. Als wir ankamen, oh Wunder, durften wir uns schon für den Eingriff fertig machen. Der Gipswechsel wurde sogar früher gemacht als gedacht. Ich freute mich sehr, dass ich mich an die Nüchtern-Zeit gehalten hatte.

Als der Kleine wieder zu mir aufs Zimmer kam, schien er wach und trank gleich aus der Brust. Der neue Gips wurde sorgfältig abgeklebt und ich wartete sehnsüchtig auf das Ergebnis.

Als man mir sagte, dass das Beinchen sehr stabil sei und wohl nur dieser Gips noch nötig, kamen mir die Tränen. Nur noch 4 ½ Wochen, dann die Abnahme ohne Narkose.

Ich fragte, ob wir nicht auch heute nach Hause dürften, schließlich galt „die Nacht nach der Narkose zur Über-

wachung zu bleiben“ nur für Babys unter 6 Monaten. Sein korrigiertes Alter belief sich mittlerweile auf 6 Monate und ich witterte eine Chance. Die zuständige Narkoseärztin sah sich seine Akte an und erlaubte mir doch glatt, am Nachmittag zu gehen!
Als ich meine Jungs zu Hause anrief, um die freudige Nachricht zu berichten, lautete der erste Satz vom Mittleren: „Aber Mc Donalds machen wir trotzdem!“

So kurz lagen wir noch nie in der Orthopädischen Klinik. Morgens hin, nachmittags nach Hause. Kein Warten und mir reichte eine Zeitschrift. Zum Glück!!!
Die Jungs daheim machten in diesen Situationen Männer-Abend. Was auch immer sie sich darunter vorstellten. Ich nehme mal an, es gab im Wohnzimmer vor dem Fernseher zu essen, was bei mir sonst nicht vorkam. Das Essen hatte sicher Fast Food-Charakter, es wurde bestimmt gezockt und anschließend in einem Zimmer campiert.
So wollten sie selbstverständlich wissen, ob mein vorzeitiges Erscheinen diesem Plan einen Abbruch tat.

Dieser Gips saß wieder etwas lockerer und die genähten Hosen nun zu knapp. Also musste ich wieder ins Stoffgeschäft, wo sie uns und die Geschichte vom Kleinen alle kannten, und mich neu eindecken.

Ich fand es toll zu sehen, dass er endlich größer wurde. Man bemerkt es am besten an der zu kleinen Kleidung

(ähnlich wie bei uns Frauen die Jeans, besser als jede Waage).
Auch die Eisentropfen hatte ich im Verdacht, dass sie sich positiv auf sein Wachstum auswirkten. Diese erhielt er nun in reduzierter Form, was seiner Verdauung zu Gute kam. Die Blähungen vom Anfang ließen nach, aber das Eisen vertrugen manche Kinder von Seiten der Verdauung schlecht. So auch der Kleine.
Als der Eisenmangel feststand, schaute ich nach, welche Gemüsesorten besonders viel Eisen enthalten. So bekam er als erstes grünes Gemüse wie Brokkoli, Zucchini und Fenchel (später auch Erbsen und Bohnen) und auch die anderen eisenhaltigen Sorten wie Kartoffel, Kürbis und Karotte. Eisen findet sich auch in kleinen Beeren wie Brombeere, Himbeere oder Erdbeere.
In Getreidesorten wie Hirse und Hafer ist auch viel Eisen enthalten. Leider mochte der Kleine ja keinen Brei, sodass die Hirse- und Haferflocken ungenutzt im Schrank standen. Mit einem Jahr jedoch aß er gerne sein Müsli, das hauptsächlich aus Hafer bestand.
Man kann problemlos das geben, was die Kleinen benötigen. Wenn es bei Frühchen Eisen ist, dann fängt das Baby eben mit Brokkoli an. Das typische „Anfänger-Gemüse“ wie Möhre und Kartoffel enthält auch viel Eisen und wenn man lieber damit startet, ist das auch kein Fehler.
Später, wenn die Kleinen selbst zugreifen, sind Beeren der Renner und enthalten nebenbei sehr viel Eisen. Wir

Frauen kennen das vom Kräuterblut-Saft, der gerne in der Schwangerschaft genommen wird.

Da der Kleine mit seinem Gips seine Beinchen nicht bewegen konnte, nutzte er seine Händchen und wurde immer geschickter damit. Bald griff er gleich gut mit beiden Händen und bevorzugte keine spezielle Seite. Auch heute isst er mal mit rechts und mal mit links, malt und spielt beidhändig.
Mit korrigierten 8 Monaten aß er komplett alleine, mit korrigierten 12 Monaten selbstständig mit der Gabel.
Dass man ihn mit dem Löffel füttern durfte, fing erst an, als er bemerkte, dass wir manchmal etwas anderes auf dem Teller hatten. Da er nichts verpassen wollte, ließ er zu, dass wir ihn ab und zu fütterten. Auch heute, mit 16 Monaten, wird genau inspiziert, was seine Brüder essen. Er muss es auch haben, und sei es eine Käse-Laugen-Stange.

Ab diesem Zeitpunkt war es mir möglich, ihm auch mal zerdrückte Möhre mit püriertem Fleisch zu geben. Fleisch essen ohne Backenzähne ging nicht. Er schob es dann solange im Mund hin und her, bis er anfing zu jammern und seinen Teller von sich schob. Bis ich das begriffen hatte, dauerte es eine Weile. Ich verstand nicht, warum er auf einmal nichts mehr essen mochte, wo er doch zuvor so hungrig erschien. Da bemerkte ich das „gebunkerte“ Fleisch oder ein anderes größeres Stückchen in seinem Mund, welches er nicht schlucken

konnte. War es endlich ausgespuckt, aß er munter weiter.
Während er Fleisch nicht mochte, verputzte er sehr gerne das „Rädle Wurst“ vom Metzger, auch Lyoner, Wiener und Bratwürste daheim.
Beim Großen hätte ich das nicht so früh erlaubt: Wiener – vor dem zweiten Lebensjahr!
Selbst der „Schokoladen-Radar“ ist bereits vorhanden. Da er noch nicht viel spricht, wird wild gestikuliert, genickt und darauf gedeutet, bis auch der Letzte begriffen hat, dass der Kleine davon etwas abhaben möchte. Manchmal, wenn es nicht schnell genug geht, kommt auch ein: „Det da ham.“ aus seinem Mund.

In den 4 ½ Wochen vom zweiten Gips fuhren wir mit dem Wohnwagen an den Bodensee. Es waren Osterferien und wir brauchten dringend Erholung. Leider spielte das Wetter nicht so mit. Da es auch mal einen Schneeregen gab, unternahmen wir ein paar Ausflüge und blieben nicht nur auf dem Campingplatz. Affenberg, Pfahlbauten, in Konstanz shoppen und auch mal in die Therme, wo der Kleine im Gips natürlich die „Attraktion“ darstellte.
Eigentlich bin ich die Blicke schon gewohnt, aber so unverfroren zu sein, auch noch zu gestikulieren und mit den Händen Pinguin-Watscheln zu machen, das fand ich schon etwas daneben.

Normalerweise bin ich nicht auf den Mund gefallen, aber in diesem Augenblick fiel mir nichts mehr ein, außer sie sehr eindringlich anzusehen.
Es gibt aber auch nette Leute, die einen freundlich ansprachen und von ihren eigenen Erfahrungen erzählten, so geschehen zum Beispiel auf dem Campingplatz.
Da wir unter der Kälte litten, hielt ich mich mit dem Kleinen hauptsächlich im Wohnwagen auf. Als wir dann die Ostereiersuche draußen erleben wollten, erzählte ich den anderen Müttern, warum ich mich so absonderte.
Prompt hatte eine der Mamas auch Erfahrung mit Fettweis-Gips. Ihr Baby wurde gleich am 2. Lebenstag eingegipst, was sie natürlich schrecklich fand. Glücklicherweise betraf es ihr zweites Kind und sie hatte Stillroutine, denn sonst wäre sie aufgeschmissen gewesen, meinte sie.
Bei ihr verfügten die Schwestern auf der orthopädischen Station über wenig Erfahrung und was die Pump- und Still-Anleitung anging, so war sie sich im Großen und Ganzen selbst überlassen.

Leider endete unser Urlaub nicht so schön, denn durch die Kälte und das Verdrehen beim Stillen und Tragen hatte ich mir den Rücken so blockiert, dass ich mich kam mehr bewegen konnte. Weil meine Schmerzen und die Blockade immer schlimmer wurden, brachen wir den Urlaub frühzeitig ab und fuhren nach Hause. Das tat mir natürlich für den Rest der Familie leid, aber es ging nicht mehr. Daheim konnte ich glücklicherweise gleich zu meiner Freundin, der Orthopädin, die versuchte, mich einzurenken. Die nächsten paar Tage musste ich daher auf fremde Hilfe zurückgreifen. Ich konnte weder den Kleinen zum Stillen nachts hochnehmen, noch mich drehen oder richtig anziehen. Meine Mama kam für die nächsten Tage zu uns. Viel Ibuprofen, Wärmekissen und 3 weitere Behandlungen benötigte ich, damit ich einigermaßen zurechtkam. Letztendlich dauerte es 6 Wochen, bis sich mein Rücken wieder erholt hatte.

In dieser Zeit dachte ich oft daran, dass ich beim Großen 31 war, als er auf die Welt kam, beim Kleinen 10 Jahre älter. Mein Mann machte oft Witze darüber, wenn ich über meinen schlimmen Rücken klagte und sagte grinsend: „Du bist einfach alt!“ Danke dafür. Aber klar, die 10 Jahre merkt man schon. Ich meine damit nicht die Stabilität meiner „Nerven“. Sicher, man ist schon gestresst, wenn der Kleine weint und jammert, die Großen herumpubertieren, man anfängt zu schimpfen, dann aber nur ein: „Mama, chill mal deine base!“ zu hören bekommt. Was wirklich anstrengend ist, ist das körperliche „Gebrechen“, das das Alter mit sich bringt. Irgendwie spürt man durch das ständige Tragen den Rücken mehr, hat mehr Verspannungen und Ziehen hier und da.

Wenn es etwas gibt, was gute Freunde daher frisch gebackenen Mamas schenken sollten, dann sind das einige Massagen, fertig gekochte Mittagessen, ein paar Stunden eine Putzfrau und eventuell ein Frisörbesuch.

Als wir zur Gipsabnahme fuhren, nahm ich wieder meine Mama mit. Jedes Mal, wenn sie uns begleitete, lief alles glatt, beziehungsweise bekamen wir nur gute Nachrichten.

Genau so geschah es auch diesmal. Der Gips wurde ihm abgenommen, ich behielt ihn zur Erinnerung. Wieder sah ich diese dünnen Beinchen, an denen sich die Haut ablöste. Sie standen breit ab, zeigten weniger Muskeln und an beiden Unterschenkeln jeweils eine Delle. Diese Furchen entstehen bei den Gipskindern häufig, da hier der Gips endet und sich ins Fleisch und in die Knochen eingräbt. Noch heute, ein dreiviertel Jahr später, sieht man die alten Dellen.

Der Orthopäde schien sichtlich zufrieden. Alles sah stabil aus und mein Sohn bekam noch eine Orthobock-Schiene für weitere 7 Wochen. So würde er 1 Woche vor seinem 1. Geburtstag alles los sein!

Die Schiene war echt Pipifax nach dem ganzen anderen Kram. Sie wurde von außen auf der Hose am Oberschenkel mit Klettbändern befestigt und hielt seine Beine auf Abstand. Damit könnte er sogar krabbeln, sitzen und laufen lernen.

Tatsächlich! Nach 10 Tagen ohne Gips saß der Kleine. Das Drehen klappte sofort wieder und auch die Bauchlage funktionierte astrein. Laut der Physiotherapeutin

haben die „Gipskinder“ sehr gute Bauchmuskeln, dies kommt durch das „Training“ durch den schweren Gips.
Ich freute mich natürlich sehr, dass das alles so gut lief. Er versuchte in rasantem Tempo alles nachzuholen, was bisher nicht ging.
Kinder oder Babys können sich in ihrer Entwicklung phasenweise immer nur auf eine Sache konzentrieren. Entweder machen sie Fortschritte in der Motorik (krabbeln, drehen, sitzen, laufen), beim Sprechen bzw. beim Lautieren oder sie sind gute Esser. Da unser Kleiner durch den Gips eine Einschränkung hatte, konnte er eben mit 8 Monaten alleine essen und versuchte auch früh zu sprechen. Sein erstes Wort war Papa, ganz zum Stolz meines Mannes.
Als der Gips abkam, wollte er plötzlich nur noch gestillt werden und lautierte auch 2 Wochen nicht mehr. Seine ganze Konzentration galt jetzt der Fortbewegung! Nur noch drehen, aufsitzen und krabbeln. Das Robben hatte er ausgelassen.
Er versuchte, sich auch schon hochzuziehen und freute sich, wenn man ihn an den Händen hielt.

Als wir ein paar Tage wegfuhren, um am Lago Maggiore mit der Familie zu campen, genoss er sichtlich die große Freiheit. Er spielte auf der Picknickdecke, saß mit uns am See und schmiss Steinchen ins Wasser. Für mich bedeutete die neue Schiene ebenfalls eine große Erleichterung. Das Tragen von ihm empfand ich leichter und angenehmer. Mein Rücken war nicht mehr krumm und schief und der Kleine passte in jede Tragehilfe rein. Das Stillen ging jetzt nachts im Schlaf, einfach zur Seite gedreht und angedockt. Und der Kleine konnte in einem Hochstuhl sitzen. Das fand er so toll! Wie die Großen am Tisch essen und nicht mehr auf Mamas Schoß. Das Wickeln und das Anziehen gingen leichter und schneller. Seine von mir genähten Gipshosen nahm ich, schnitt die Druckknöpfe heraus und nähte die Hosen an den Innenseiten wieder zusammen. So konnte er sie einfach ein paar Wochen später tragen.

Obwohl wir so oft in der Klinik lagen, hatte der Kleine, bis auf einen Schnupfen, sein ganzes erstes Lebensjahr keinen Infekt. Ich hatte mir im Winter große Sorgen gemacht, wie das wohl mit seiner Lunge sein würde.
Der Mittlere war bis zum Alter von 11 Monaten nie krank, aber danach hatte er 3 Lungenentzündungen im Abstand von jeweils 4 Wochen. Wirklich schlimm! So ein kleiner Kerl und solche Atemnot.
Vom Großen kannte ich das nämlich gar nicht. Er schrie zwar hier, sobald einer Magen-Darm-Infekt sagte, aber einen Husten oder gar eine Lungenentzündung hatte er nicht gehabt. Den ersten Husten bekam er erst mit 4 Jahren im Kindergarten, der Seuchen-Brutstelle schlechthin!

Leider bekam der Kleine in diesem Urlaub von seiner Cousine die erste „fette“ Erkältung ab. Husten, Rotz,

Fieber – das ganze Programm. Aber immerhin im Alter von fast einem Jahr und es passierte im Mai und nicht im Winter!
Im Gegensatz zu meinen Bekannten, die auch Frühchen hatten und den ersten Winter mit Pari Boy, Cortison und Salbutamol verbrachten. Ständig inhalieren, Medikamente geben und nachts dem röchelnden Kind zuhören.

Selbstverständlich sind die Kinder unterschiedlich und eben auch unterschiedlich anfällig. Während der Große unter einem Schnupfen litt, bekam der Mittlere von diesen Viren eine schlimme Bronchitis oder Lungenentzündung.
Im ersten Lebensjahr vom Mittleren hatte ich, aufgrund der Frühgeburt, extrem darauf geachtet, dass wir uns nicht mit „verseuchten" Kinder trafen, was sehr gut funktionierte. Beim Großen jedoch nicht, da mir, als unerfahrene Mama, nicht klar war, wie oft Kinder krank sind!
Je nach Literatur sind es 8 bis 12 Infekte pro Jahr, also alle 4 Wochen, und wenn es in der Familie auch noch die Runde macht, quasi permanent.
Laut den Kinderärzten sind es bei Kleinkindern unter 2 Jahren in der Regel 4 bis 10 Atemwegsinfektionen pro Jahr und bis zu 13, wenn sie eine Gemeinschaftseinrichtung besuchen. In dieser Altersgruppe bekommen die Kinder in der Regel auch 1 bis 4 Magen-Darm-Infekte pro Jahr.

Sind die Kinder älter als 2 Jahre, sind es durchschnittlich 4 bis 8 Atemwegsinfekte und bis zu 2 Magen-Darm-Infektionen.
Das Immunsystem der kleinen Kinder ist noch unerfahren und muss sich mit verschiedenen Keimen auseinandersetzen.

Als besonders schlimm empfand ich die erste Zeit des Großen im Kindergarten. Er 3 Jahre alt, der Mittlere mit 1 ½ noch zu Hause. Im ersten Kindergartenjahr der beiden gab es kaum eine Zeit, in der niemand nieste oder hustete. Auch ich steckte mich ständig an: Angina, Bronchitis, Scharlach oder einfach ein banaler Schnupfen.
Dieses ständige Kranksein fand ich deutlich schlimmer als den Schlafentzug bei einem Baby.
Wenn die Kinder fit und gut gelaunt sind, denkt man, man könnte 5 Kinder wuppen, alles kein Problem, aber wehe, eines wird krank ...
Dann ist eines schon echt „Arbeit“. Wie meine Schwiegermutter so gerne sagt: „In einer liebevollen Familie geht der Schnupfen niemals aus!“
Als Ärztin bin ich vielleicht auch etwas strenger, was das Händewaschen angeht und achte mehr darauf, dass meine Kinder nicht alles anfassen. Außerdem hat mich die lange Zeit in der Klinik und speziell die Zeit auf der Intensiv-Station geprägt.
Man möchte seinen Kindern natürlich nicht „Angst“ vor Türklinken und fremden Toiletten machen, aber wenn

sie als Kleinkinder genüsslich den Handgriff des Einkaufswagens ableckten, grauste es mich doch ziemlich! Meistens behalf ich mir im Winter damit, dass ich den Kindern einfach dünne Handschuhe anzog. Schließlich verstanden sie es nicht, warum sie nicht auf die ganzen „Fahrgeschäfte" raufklettern durften, die in der Stadt vor den Geschäften standen.
Des Weiteren bemühte ich mich, dass sie nicht überall mit Essen in der Hand herumliefen. Bei uns wird am Tisch gegessen und vorher werden die Hände gewaschen. Klar gibt es auch mal ein Eis im Garten oder auf der Terrasse, aber eben nicht, wenn man den ganzen Biofilm der Stadt auf den Händen trägt.
Ich habe gar nichts dagegen, wenn die Kinder in der Erde oder dem Sandkasten buddeln, „natürlicher" Dreck stört mich gar nicht, aber wenn sie im Bus die Festhalte-Stange ablutschen, das geht nicht!

So langsam ging die Zeit mit der Schiene zu Ende. Ich nahm meine Mama wohlweißlich mit zum Termin in der Orthopädie. Wir hatten eine riesige Schachtel Süßigkeiten als Dankeschön dabei, die ich aber erst am Ende der Untersuchung herausholte.
Alles lief glatt. Das Gelenk zeigte sich stabil, der Kleine lief ein paar Schritte an der Hand. Und auch die Mobilität des Beinchens war gut.
Ich überreichte die Box, bedankte mich und nichts wie weg!

Mit korrigierten 15 Monaten sollten wir zur Röntgen-Kontrolle kommen.

Oh man, wie freut ich mich! Ich konnte es gar nicht fassen, dass die Therapie nun endlich zu Ende sein sollte. Nach fast einem Jahr. Mir fiel so eine Last von den Schultern, da ich mich, durch den Blasensprung, auch ein bisschen schuldig an dem Ganzen fühlte.
Wir fuhren heim und ich baute als erstes den geliehenen Spreizkindersitz aus und schickte ihn zurück!

Kurz nachdem er die Schiene nicht mehr tragen musste, sollten wir noch einmal zur Frühchen-Nachsorge.
Diese fand nun nicht mehr in der Neonatologie statt wie beim letzten Mal, sondern in der Kinderklinik.
Die erste Nachsorge gefiel mir gut. Ich hatte den Eindruck, dass die Ärzte das wirklich lange machten und sehr viel Erfahrung besaßen. Die Untersuchungen empfand ich als sinnvoll und konnte auch verstehen, warum sie dies und jenes überprüften.
Ganz im Gegensatz zu der 2. Nachsorge. Da kam es mir vor, als fehlte dieser Ärztin die Routine, denn sie stellte mir nur Fragen über seine Entwicklung. Wenn ich sie jedoch etwas fragte, wich sie bei ihren Antworten sehr aus.
Das beste Beispiel erlebte ich bei den Fragen zur Physiotherapie. Wir gingen nur am Anfang, als der Kleine mit seiner Schiene aus dem Krankenhaus kam, zur Physio. Dann bekam er den Gips und ab da ging nichts mehr.

Nach der ersten Gipsabnahme waren wir ein paar Mal bei einer Osteopathin gewesen, um sein schiefes Köpfchen und das ständige Drehen nach links behandeln zu lassen. Die Orthopäden später wollten keine Physiotherapie während ihrer Gips- und Schienenbehandlung. Mit der neuen Schiene lernte er das Krabbeln, das Stehen und das wäre, laut den Kinderärzten von damals, das Ende der Physiotherapie gewesen. „So lange, bis er sich zum Stand hochzieht", hieß es.
Nun fragte die Ärztin, warum wir denn keine Physiotherapie mehr machten und ich erklärte es ihr. Daraufhin meinte sie nur: „Er könnte aber schon schneller krabbeln!" Da dachte ich nur: „Klar, er war 5 Monate gegipst, ist seit 8 Wochen ohne Gips, seit ein paar Tagen ohne Schiene und er krabbelt und sitzt. Korrigiert ist er 9 Monate und ich bin super zufrieden!"
In diesem Moment freute ich mich sehr, eine „erfahrene" Mama zu sein und ließ das einfach so stehen. Beim Großen hätte ich hin und her überlegt, ob ich nicht doch etwas falsch gemacht hatte.
Als sich die Untersuchung dem Ende neigte, dachte ich nur: „Was für eine Zeitverschwendung!"

Das soll natürlich niemanden von den Nachsorgen abhalten. Meine anderen Erfahrungen, auch beim Mittleren, waren sehr gut. Ich fand, die Ärzte, Physiotherapeuten und Ergotherapeuten machten ihren Job gut und gründlich. Die Nachsorgen zielen schließlich darauf

ab, Entwicklungsverzögerungen oder Defizite schon früh zu erkennen und zu behandeln.
Ein paar Tage nach der Nachsorge feierten wir den ersten Geburtstag des Kleinen.
Am Geburtstag des Großen, zwei Tage zuvor, dachte ich noch mit Schrecken an das letzte Jahr zu dieser Zeit, als wir ihn im Krankenhaus verbrachten.
Da die Geburtstage der Jungs so eng aneinander liegen, feierten wir mit der ganzen großen Familie am Geburtstag des Kleinen, der auf einen Samstag fiel, und am Geburtstag des Großen gab es eine Kinder-Party!
So durfte der Kleine innerhalb kurzer Zeit gleich zweimal Muffins und Schokoladenkuchen essen. Das tat er sichtlich mit Genuss. Bei den Geschenken erwies sich das Geschenkpapier wieder toller als der Inhalt!

Nachdem am Abend die letzten Sachen aufgeräumt und die Jungs im Bett lagen, erinnerte ich mich natürlich an den Tag der Geburt und wieviel Angst ich damals empfand. An den ersten Besuch vom Kinderarzt, bei welchem ich zunächst vermutete, dass der Kleine gestorben sei. Wie ich im Bett lag, durch die Kreislaufprobleme nicht hochkam und ich ihn doch so gerne sofort sehen wollte. Dass ich erst am nächsten Tag zu ihm konnte, wieder voller Angst vor dem, was mich dort erwarten würde. Dass ein paar Tage später der Stress nachließ, ich mich an die neue Situation gewöhnte und ich endlich heim durfte. Zum meinen großen Kindern, die ich so sehr vermisst hatte, und die in den 5 ½ Wochen so erwachsen geworden sind.

Ich ließ das ganze Jahr Revue passieren und erinnerte mich auch an die schönen Momente: den Zeitpunkt, an dem die Jungs ihn zum ersten Mal sahen und ihn auf der Frühchen-Station einmal im Arm halten durften. Dass der Orthopäde uns sagte, dass man ihm mit einem Gips helfen könne, und dieser auch den gewünschten Erfolg brachte. Dass wir schließlich Weihnachten mit der ganzen Familie zusammen verbringen konnten, so glücklich darüber, dass alle gesund und munter sind. Dass der Kleine letztendlich anfing mit der Schiene zu krabbeln und er stolz im Hochstuhl saß und alleine aß.

Da konnte ich nur große Dankbarkeit verspüren, dass wir so tolle Kinder haben!

Wir mussten zwar sehr hart für sie kämpfen und viel ertragen, aber schließlich und endlich hatten wir sie!!!

9.) Tipps, Extras und was man wirklich braucht

Für den Krankenhausaufenthalt braucht man bequeme Kleidung, das kann man nicht oft genug betonen. Eine Schwangere liegt wirklich viel im Bett und da sollte die Kleidung angenehm zu tragen sein.
Schwangerschaftsmode, Yogahosen mit weitem Bund und Oberteile, die man später zum Stillen bzw. Pumpen benutzen kann, sind von Vorteil. Da sind zum Beispiel Stilltops, welche man einfach vorne etwas runter klappen kann, toll, denn so sitzt man nicht komplett entblößt da, wenn jemand plötzlich im Zimmer steht. Oder man kann im Pumpzimmer etwas weniger offenherzig sitzen. Super ist auch ein großes Tuch oder ein fertiger Still-Schal, der einen vor den Ehemännern der Zimmergenossinnen etwas abschirmt. Man verbringt nämlich viel Zeit mit dem Pumpen und fühlt sich wie eine kleine Milchkuh!

Besorgt euch rechtzeitig eine Milchpumpe. Oft muss ein paar Mal telefoniert werden, bis man eine Apotheke gefunden hat, die die entsprechende Milchpumpe vorrätig hat. Zögert nicht und sprecht sie gleich an, dass die Ausleih-Dauer wohl länger geht. Man rechnet einen Klinikaufenthalt bis circa zum errechneten Entbindungstermin. Tja, und dann braucht es noch einige Zeit, bis vom Fläschchen zum Stillen umgestiegen werden kann.

Organisiert euch eine gute Milchpumpe und kein altes Modell. Genauso wertvoll kann eine kleine elektrische Pumpe für unterwegs sein, die ihr euch kaufen könntet. Ebenso darf man gerne in ein zweites Pumpset investieren, das spart viel Zeit und der Milchfluss wird viel besser angeregt, wenn man doppelt pumpt.
Was sich als sehr hilfreich erwies, wenn man zu Hause endlich anlegen darf, ist ein Muttermilch-Ernährungs-Set. So darf das Baby an der Brustwarze saugen und wird durch den kleinen Schlauch am Mund, über den die abgepumpte Milch läuft, auch satt. Bei Adoptivkindern funktioniert das mit Säuglingsmilch.
Des Weiteren finden sich in dem Sortiment auch Brustwarzen-Hütchen für den Fall, dass die Warze doch viel zu groß oder zu flach für das kleine Mündchen ist.

Trinkt viel! Tees und Saftschorlen schmecken einfach besser und ihr braucht die viele Flüssigkeit, gerade wenn ihr im Sommer entbindet. 1 bis 2 Tassen Kaffee gehen selbstverständlich auch und oft hat man das Koffein nach einer durchwachten Nacht nötig.
Gewöhnt euch gleich beim Abpumpen oder beim späteren Stillen an, immer ein Glas zum Trinken an euren Platz zu stellen. So wird gewährleistet, dass ihr genügend Flüssigkeit bekommt. Die Hormonumstellung, der wenige Schlaf und die Anspannung können einem sonst ganz schön auf den Kreislauf gehen!
Ich habe mir zum Pumpen oder Stillen immer ein Glas Saft genommen. Das war für mich Flüssigkeit, die ich

nötig hatte, und gleichzeitig Energie. Wenn ihr nicht zuckerkrank seid oder aufs Gewicht achten sollt, passt das für euch vielleicht auch.

Gerade als stillende und pumpende Mamas brauchen wir Kalorien, quasi eine zusätzliche Mahlzeit täglich. Durch die viele Zeit, die man in der Klinik verbringt, den Haushalt und die Versorgung von anderen Kindern bleibt häufig nicht viel Zeit, sich angemessen zu ernähren, geschweige denn in Ruhe zu essen.
Was sich für zwischendurch gut eignet, sind Früchteriegel, Energiekugeln, selbstgemacht (zum Beispiel das Rezept für Stillkugeln von I. Stadelmann) oder gekauft, und Trockenfrüchte mit Nüssen. Selbst ein ganz normales Butterbrot ist hervorragend. Das kann man gut zu Hause lagern, wenn es Vollkorn ist, umso besser, und es ist schnell gemacht und schnell gegessen!
Manche Kliniken bieten ein Mütter-Essen an. Da man das Baby mit der abgepumpten Milch selbst versorgt, zahlen sie den Müttern ein Mittagessen. Einfach nachfragen.

Was die Lebensmittel angeht: Kauft am besten Bioprodukte und saisonale Lebensmittel aus der Region. In manchen Orten kann man sich auch Obst- und Gemüsekisten bestellen, die es einfacher machen, frisch zu kochen. Obst und Gemüse aus dem Supermarkt sind meistens mit Pestiziden belastet und enthalten selbst nach dem Waschen Pestizidrückstände. Gerade Obst und Gemüse mit dünner Schale, welches man nur vorsichtig waschen sollte, damit es nicht zerdrückt wird, ist belastet: Erdbeeren, Himbeeren, Nektarinen, Pfirsiche, Kirschen und Trauben. Auch bei Paprika, Tomaten, Blattsalate Kartoffeln und Spinat verhält es sich so.

Erdbeeren sind beispielsweise am höchsten belastet, da sie das ganze Jahr erhältlich sind.

Glücklicherweise gibt es auch unbedenkliche Produkte, bei denen Bio nicht so nötig ist. Einige Obst und Gemüsesorten mit dicker Schale wie Bananen, Kiwi, Mango und Ananas. Ebenso Brokkoli, Blumenkohl, Avocado Zwiebeln und Erbsen.

Am besten ist es daher, regionales Obst und Gemüse zu kaufen, da es frischer ist und geringe Transportwege hat, was unserer Umwelt zugutekommt. Hier in Deutschland haben wir sicher strengere Richtlinien als in Asien oder Afrika. Das muss man bedenken, wenn einen an Weihnachten Erdbeeren oder Johannisbeeren anlachen. Da sollte man lieber auf die eingefrorene Biovariante zurückgreifen.

Generell sollte Obst und Gemüse gründlich und direkt vor dem Verzehr gewaschen werden. Wenn möglich, eine Gemüsebürste verwenden.

Bio ist außerdem empfehlenswert bei Fleisch, Eiern und Milchprodukten. Sie sind teurer, enthalten aber weder Antibiotika noch Hormone! Lieber ein gutes Stück Fleisch essen als häufig in der Woche belastetes.

Denkt daran, dass auch Nudeln oder Fertigprodukte Eier enthalten können, diese sollten dann ebenfalls aus einer Biohaltung sein.

Die Kliniktasche: Bei den Großen hatte ich keine Klinik-Tasche in der Schwangerschaft gepackt. Ich dachte, mir bliebe noch ewig Zeit. Anfang der 33. SSW ist mir die Fruchtblase gesprungen, da begann gerade mein Resturlaub und ich befand mich noch nicht einmal im Mutterschutz. Als ich begriffen hatte, dass die Fruchtblase wirklich gesprungen war, schnappte ich mir eine große Tasche und warf alles hinein, von dem ich dachte, dass ich es brauchen würde. Logisch, dass mein Mann abends nochmal losmusste, um den Rest zu holen.
Beim Mittleren dachte ich mir, dass ich sicherlich nicht nochmal so überfallen werde und nahm mir vor, rechtzeitig die Tasche zu packen. An die 25. SSW dachte ich dabei natürlich nicht. Als feststand, dass es wieder ein Blasensprung war, schnappte ich mir auch hier eine Tasche und warf ähnliche Dinge hinein. Klinikerfahren, wie ich nun war, befanden sich ein paar Extras darin.
Beim Kleinen verlief alles ganz anders. Da ich schon in der 18. SSW einen Blasensprung hatte und wusste, dass die Schwangerschaft jederzeit zu Ende sein kann, habe ich, direkt nachdem ich davon erfahren habe, gepackt. Diese Tasche schleppte ich bei jedem Arztbesuch und jedem Termin in der Frauenklinik mit. Irgendwie hatte ich die Hoffnung, wenn ich sie dabeihabe, brauche ich sie nicht und darf wieder heim. Einmal pro Woche musste ich hinfahren, Blut abnehmen und eine Kontrolluntersuchung machen lassen, und so lag die gepackte Tasche sicherheitshalber im Auto. Von Zeit zu Zeit packte ich sie um und je näher ich der 25. SSW

kam, gesellten sich auch immer mehr „Baby-Sachen“ hinzu. Da ich schon etwas abergläubisch bin, durfte weder ein Still-BH noch ein Stilloberteil hinein.

Die Kliniktasche für Mütter, die auch schon vor der Geburt im Krankenhaus sein müssen, beinhaltet durchaus andere Dinge als die Kliniktasche, die zur Geburt mitgenommen wird.
Sie sollte zunächst die wichtigen Unterlagen enthalten wie:
Mutterpass, Impfausweis, Personalausweis, Krankenkassenkarte. Später auch das Stammbuch der Familie.
Eventuell eine EC-Karte, ansonsten Kleingeld für eine Telefon- oder Fernseh-Karte des Krankenhauses, Kaffee und Dinge, die man doch vergessen hat.
Handy, langes Ladekabel, Kopfhörer, Fotoapparat, Batterien, Akku.
Kuli, Bücher, Zeitschriften, Musik, Hörbücher (für die Lang-Lieger und für die stundenlangen CTGs) und ein paar kleine Spiele, wenn Kinder zu Besuch kommen.
Ohropax, Schlafbrille, Brille / Kontaktlinsen, falls nötig.
Zahnbürste, Kosmetikartikel nach Bedarf, gerne ohne Duftstoffe.
Duschgel, Shampoo (falls man viel liegen muss auch Trocken-Shampoo, welches sich super im Bett anwenden lässt), Fön, Bürste, Haargummi, Creme, speziell Handcreme (durch das Hände Desinfizieren sind sie sehr angegriffen und rau), Nagelfeile und Schere.
Handtücher, Duschlaken.

Flip-Flops, Hausschuhe oder andere bequeme Schuhe, die sich auch mit dickem Bauch oder Ödemen anziehen lassen.
Besser einen Schlafanzug. Ein Nachthemd ist ungeschickt, da so viele CTGs geschrieben werden und man sonst mit hochgeschobenem Hemd daläge.
Manche Frauen ziehen auch gerne einen Bademantel an, je nach Bedarf.
Schwangerschaftshosen, Jogginghosen oder Leggings. Man liegt mit Jeans irgendwie nicht gerne im Bett, auch wenn es Schwangerschaftsjeans sind! Umstands- oder Still-Shirts und Longsleeve. Still-BH oder Hemden.
Reichlich Unterwäsche (wegen Blutungen oder anderem Flüssigkeitsverlust), Stilleinlagen.
Strickjacke in den kühleren Jahreszeiten, denn beim dauernden Liegen ist einem oft kälter. Tuch oder Schal für später zum Pumpen oder Stillen. Kompressionsstrümpfe und Socken.
Ein Set bequeme Kleidung für die Zeit nach der Geburt. (Achtung: Selten passen sofort die Kleider, die man vor der Schwangerschaft getragen hat. Lieber Hosen mit hohem Stretch Anteil nehmen.)
Kuschelkissen oder Stillkissen (wenn man längerer Zeit im Krankenhaus liegt, mag man es doch etwas bequemer).
Ruhig auch ein paar Süßigkeiten (sie sind Nervennahrung), eigener Schwangerschafts- oder Still-Tee, ein kleines Kräuter-Salz (klingt komisch, aber das Krankenhausessen kann man durchaus nachwürzen, dann

schmeckt es besser). Viele Stationen haben einen Patienten-Kühlschrank, wo Platz ist zum Deponieren von: Obst, Milchprodukten und Säften. Nach ein paar Wochen freut man sich über kleine Abwechslungen. Meist wiederholen sich die Gerichte nach 3 Wochen, wobei man dann weiß, was man bestellen sollte und was besser nicht. Jede Station verfügt auch über Flyer von Pizza-Diensten und Ähnliches.
Für das Baby könnt ihr zu Hause die Babyschale mit einer Decke und einem Set Kleidung herrichten, das darf euer Mann bei Bedarf vorbeibringen. Bei Frühchen richtet ihr es erst, wenn ihr wirklich wisst, wann es heim geht, da sich die Größe noch verändern wird.

Da ich solange im Krankenhaus lag, bin ich in der Winterjacke hin und im Sommerkleid zurück!

Bei der Grundausstattung an Babykleidung hatte ich mir beim ganz Großen damals gedacht, es reicht ab Größe 56, denn er befand sich im Bauch eher im oberen Größenbereich. Als er dann auf die Welt kam, musste ich nachkaufen. Vor über 11 Jahren gab es noch keine so große Auswahl wie heute. Lediglich große Babyfachmärkte boten Kleidung unter der Größe 50 an. Bei der nächsten Geburt 19 Monate später hatte sogar H&M Strampler und Co. ab Größe 46. Heute findet sich preiswerte Babykleidung auch bei C&A und sogar ab Größe 42!

Die Babys tragen die kleinen Sachen zwar nicht lange, aber es ist, wenn man heim geht, trotzdem schön, wenn ihnen ihre Garnitur richtig passt. Manche Secondhand-Läden in Orten wie z.B. Tübingen verleihen sogenannte Frühchen-Kisten. Man leiht sich einfach für ein paar Wochen die winzigen Sachen aus und gibt sie später zurück, in der Hoffnung, nie wieder Frühchen-Klamotten zu brauchen!
Secondhand-Läden oder Kindersachen-Basare sind sowieso eine feine Sache. Die Kleinen tragen die Kleider nur ein paar Wochen, dann passen sie nicht mehr. So ist es möglich, günstig schöne Sachen zu erwerben, die häufig gewaschen wurden und so keine Schadstoffe mehr enthalten. Außerdem trennt man sich leichter, wenn man es auf dem Basar gekauft hat. Außerdem verstopfen die Sachen weder den Speicher noch den Keller. Bei den Großen liehen meine Freundinnen und ich uns gegenseitig die Babysachen aus. So wunderte ich mich manchmal, dass ich z.B. keine eigenen Oberteile in Größe 80 besaß. Regelmäßig kam eine Freundin mit einer gefüllten Pampers-Kiste bei unseren Treffen an, dann tauschten wir wild durcheinander.
Genauso sind wir mit den Umstands-Klamotten verfahren. Irgendwie fand ich es total schön, die Umstands-Jeans einer Freundin anzuziehen, die mit dickem Bauch darin toll ausgesehen hatte.
Abgesehen davon tut es unserer Gesellschaft auch gut, wenn nicht ständig neue Sachen gekauft werden müs-

sen, sondern Dinge wie Kleidung auch mehrfach verwendet werden.
In einigen Kliniken wird den Eltern angeboten, den Babys eigene Kleidung schon während der Klinikzeit anzuziehen.
Ebenso sind Schlafsäcke, die richtig passen, wichtig. (Ab der Schulter gemessen plus 10 cm reicht als Schlafsacklänge.)
Omas dürfen gerne Söckchen und Mützen stricken, die die Kleinen warmhalten.
Schön sind auch weiche Fleece-Decken zum Lagern im Inkubator. Man kann es den Babys weich und kuschelig machen, zumal es dann nach zu Hause riecht.

Sehr wichtig sind auch reichlich Müllwindeln (früher nur in reinweiß, heute schön bedruckt) zum Unterlegen im oberen Teil des Bettes, als Unterlage beim Bäuerchen machen und Wickeln. Außerdem zum Abschirmen der Blicke beim Stillen und später auch als großes Lätzchen beim Füttern. Als zusätzliche Unterlage im Bett, der Wiege oder dem Kinderwagen sind auch festere Molton-Tücher gut geeignet.

Ein eigenes Stillkissen ist für den Klinikaufenthalt nicht zu verachten. Zum Schlafen, zum Lagern beim CTG, zum Stillen und Känguruhen.
Oft sind diese nämlich Mangelware und die Kliniken sind froh, wenn für alle Mamas eins da ist.

Zum Känguruhen hat sich gezeigt, dass Blusen für Mütter und Hemden für Papas zum Aufknöpfen ideal sind. Je nach Platz im Zimmer kann es nämlich sein, dass man nahe der Tür sitzt, halb nackig und im BH, und für jeden zu sehen ist.
Privatsphäre, trotz Bemühen des Personals, ist oft Mangelware und die Tür geht häufig auf. Still-Tops sind auch nicht schlecht, denn gerade am Anfang kann man die ganz Kleinen noch „reinstecken".

In manchen Kliniken muss man auch Überzieh-Kittel anziehen, aber da werdet ihr eingewiesen.
Super wichtig ist die Hygiene! Bitte achtet auf Sauberkeit, gründliches Händewaschen und Desinfizieren. Man sollte auf diese Stationen gar nichts einschleppen. Ringe und Uhren sind dort tabu. Es ist auch nicht günstig, etwas auf dem Boden abzustellen. Wir möchten schließlich nicht die Kühlbox für die Muttermilch hier auf dem Boden und zu Hause auf dem Küchentisch wissen!
Bei der Versorgung von Muttermilch, dem Transport, der Kühlung und der Hygiene hat jede Klinik ihren Standard und ihr bekommt rechtzeitig die Informationen.

Da mein Kleiner so eine schlimme Hüfte hatte, musste er zunächst 8 Wochen eine Tübinger-Schiene, dann 3 mal 3 Wochen einen Fettweis-Gips tragen, anschließend wieder 2 mal 4 Wochen eine Tübinger-Schiene, danach nochmals 2 mal 4 Wochen einen Fettweis-Gips und zu guter Letzt 7 Wochen eine Orthobock-Abduktions-Schiene. Daher gab es bei uns keine süßen Strampler oder nette Outfits von den größeren Brüdern. Nein, vielmehr mussten wir uns ständig den sich wechselnden Umständen anpassen.

Bei der Tübinger-Schiene oder Spreizhose genannt, fanden sich ganz andere Verhältnisse vor als beim BBF Gips. Einmal ein ganz „breites Kind" ab der Hüfte abwärts und ein anderes Mal die Beine ganz zart, zerbrechlich und außerhalb der Kleidung gestützt. Beim Gips trug der Kleine Kleidungsstücke gut 2 Nummern größer, die er jedoch nach Gipsabnahme noch einige Wochen anziehen konnte. Man kann sich in der Zeit gut behelfen, indem man Hosen oder Strampler umfunktioniert oder auch spezielle Kleidung für Gipskinder besorgt. Plattformen im Internet, die gebrauchte Babykleidung verkaufen, eignen sich auch sehr gut, um den Geldbeutel nicht unnötig zu belasten.

Da ich nach den langen Wochen in der Klinik endlich mal nach draußen wollte, musste ich mir etwas ausdenken und probierte Fahr- und Tragemöglichkeiten durch. Für uns war das elastische Tragetuch am besten. Mit einer Schaumstoff-Rohrisolierung polsterte ich den harten Holzsteg ab. Zwischen den Gipsen und danach benutzte ich, wie bei den Großen auch, einen Tragerucksack, der für mich eine der wichtigsten Anschaffungen überhaupt war. Man hat die Hände frei, kann kochen oder sogar bügeln (wer immer dazu Zeit findet), und der Kleine liebt es, darin mittags einzuschlafen.

Gerade für Frühchen ist es sehr schön, so „nachgetragen“ zu werden. Mit dem Tragetuch ist es ganz eng am Körper und man selbst fühlt sich noch etwas „schwanger“. Für die kleinen Babys eignet sich das elastische Tuch am besten, sie sind noch leicht und zart. Später ist es möglich, auf ein festes Tuch oder einen Tragerucksack zu wechseln. Wenn die Kinder größer sind, wird aus dem elastischen Tragetuch vielleicht eine Hängematte für Kuscheltiere oder Puppen.

Super eignete sich eine Babywippe. Für den Kleinen habe ich einen speziellen flachen Bezug genäht, damit er mit dem breiten Gips nicht in der Luft hing.

Liebe Mamas, sorgt für eine gute Schlafumgebung. D.h. schaut, dass ihr nachts genug Platz zum Schlafen und Stillen habt. Ich habe mir beim 3. Kind tatsächlich noch einiges Equipment angeschafft. Da der Kleine mit Abstand am allerschlechtesten geschlafen hat, besorgte ich mir sehr bald daheim ein großes Schaumstoffpolster, angeschrägt für den Rücken, um nachts im Sitzen bequem stillen zu können – und leider genauso oft im Sitzen schlafen zu können! Zusätzlich befand sich immer ein Stillkissen oder ein weiteres Kissen in meiner Nähe.
Auch im Urlaub bin ich so verreist und habe lieber auf das eine oder andere Kleidungsstück verzichtet. Gerade beim Stillen ist eine bequeme Haltung das A und O.
Auch die Größe der Liegefläche im Bett ist nicht zu unterschätzen. Wenn es breit genug ist, ist es fast egal, ob

einer quer liegt, der Rest findet immer noch eine gute Schlafposition. Den Spruch: Schlaf wird überbewertet, darf ich so nicht unterschreiben. Ich finde nämlich, Schlaf kann man gar nicht hoch genug bewerten!
Der Große hat ganz okay geschlafen, der Mittlere super, schon mit 4 Monaten durch, und der Kleine ... Tja, er wird immer noch häufig nachts wach.

Der Große war ein Schnuller-Kind, der Mittlere und der Kleine wollten nichts, trotz Anbieten meinerseits. Das Saugen als solches ist für Babys sehr wichtig, doch der Kleine hat bei allen Schnullern gewürgt. In manchen Phasen, so auch beim Nüchtern-Bleiben für die Narkosen, saugte er sich am Oberarm fest. So lief ich zeitweise mit richtigen Knutschflecken herum.

Kinderwägen und Buggys habe ich bei jedem Kind neu gekauft und den Umständen angepasst. Beim Großen kauften wir ihn spontan in der 16. SSW. Kein besonderer Wagen, nur blau und das ist schon immer meine Lieblingsfarbe. Mit einem Jahr sind wir auf einen Buggy umgestiegen, er ist viel leichter und besser zu verstauen. Nicht wissend, dass ich schon kurze Zeit später wieder schwanger sein und wir dann einen Geschwisterwagen brauchen würden.
Da, durch die Frühgeburt bedingt, die Kinder viel näher aneinander Geburtstag haben, wussten wir, dass der Große da noch lange nicht auf einem Kiddyboard stehen könnte. So kauften wir uns einen Wagen, in dem

die beiden übereinander saßen und das ganz toll fanden. Dieser Wagen hat sich echt gelohnt und ich würde ihn jederzeit wieder kaufen. Er ist auch für ein Kind super und wenn noch ein Geschwisterchen dazukommt, wird einfach angebaut!
Beim Kleinen gestaltete sich das mit den Kinderwägen schwierig. Mit der Schiene ging es ja noch irgendwie, und während der ersten Gipsphase passte er noch in die Babyschale, die wir auch auf ein Fahrgestell stecken konnten. Ab der zweiten Gipsphase trugen wir ihn.
So meinte mein Mann zu Recht: „Jetzt haben wir schon 2 Kinder und müssen beim 3. doch alles neu kaufen.“ Wobei es hier doch etwas andere Umstände zusammenkamen.

Manche Dinge habe ich wirklich neu gekauft, die gab es schlichtweg vor 10 Jahren noch nicht. Sie erschienen gerade auf dem Markt oder ich hatte sie irgendwo gesehen und gedacht: „Das hole ich mir auch mal.“ So zum Beispiel die Adapter für die Babyschale, um ihn auf dem Kinderwagengestell zu befestigen. So eine prima Erfindung. Die Babyschale mit großem Kind zu tragen, ist echt eine Herausforderung für die Oberarme und den Rücken!
Daher habe ich mir nach Jahren wieder einen Rucksack zugelegt, denn eine Handtasche plus Kind zu schleppen, ist irgendwie schwierig.
Genauso super ist eine Jackenerweiterung, um das Baby im Tragetuch unter der Jacke zu tragen. Das kam

damals gerade erst auf, jetzt findet man diese in allen Varianten, inklusive Trage-Poncho, den ich mir diesmal auch gönnen wollte. Bei uns haben sich diese Sachen total gelohnt, da der Kleine draußen hauptsächlich getragen wurde.
Klar, eine neue Matratze fürs Babybett gab es auch. Nach 10 Jahren ist das echt okay.

Zum Thema Windeln, Wegwerf- oder Stoffwindeln kann ich nichts speziell empfehlen, da ich bisher nur mit Wegwerfwindeln gewickelt habe. Da nutzte ich nur die hochpreisigen Windeln, da meine Kinder „Vieltrinker" waren und die günstigeren Windeln bei uns leider nicht gehalten haben. Ich probierte 4 Sorten, nichts funktionierte. Bei anderen Eltern oder Freunden von uns hat es geklappt. Eine Freundin hat vor über 12 Jahren mit Stoffwindeln gewickelt, allerdings nicht im Urlaub, und war zufrieden. Heute ist das Angebot viel größer. Informiert euch, was für euch in Frage kommt.

Da ich wirklich viele Wochen im Krankenhaus lang, gab es genug Zeit zum Lesen. Außer fernsehen und lesen bleiben einem nicht so viele Dinge, die man tun kann, wenn man liegen und warten muss. Nach 5 Wochen stand in meinem Zimmer bereits eine kleine Bibliothek. Einige Bücher hatte ich schon oft gelesen, andere waren neu, aber sie lenkten mich gut ab. Krimis darf ich nicht mehr lesen, seit ich selbst Mutter bin, da fehlt mir jetzt die Distanz.

Hier eine kleine Auswahl meiner Lieblingsbücher, die mich gut abgelenkt und unterhalten haben:

„Sehr gerne, Mama, du Arschbombe“ von P. Cammarata
„Alle Eltern können schlafen lernen“ und
„Kinderkacke“ von T. Lindemann und J. Heilmann
„Wolkenschloss“ und „Mütter-Mafia“ von K. Gier
„Das Geburtsbuch“ von N. Imlau
„Familienalbum“ von J. Oliver
„Große Ärsche auf kleinen Stühlen“ von Benni-Mama
„Keine Kinder sind auch keine Lösung“ von N. K. Straßner
„Ziemlich unverbesserlich“ von F. Scheunemann
„Esst euer Eis auf, sonst gibt's keine Pommes“ von K. Zimmermann
„Muttergefühle“ von R. Drust
„Meine wundervolle Buchhandlung“ von P. Hartlieb
„Dann press doch selba, Frau Dokta!“ von J. Chaos
„Auf High Heels in den Kreißsaal“ von L. Marshall

Weiter lesenswert fand ich die Jahrbücher Kleinkind von Ökotest

Für die Geschwisterkinder:
„Leo – früh geboren“ von D. Greiner und M. Nelle
„Unsere Lisa ist ein Frühchen“ von R. Vortkamp

Was man, meiner Meinung nach, überhaupt nicht braucht:

- Spezielle Windeleimer, da die Nachfüll-Kassetten sehr teuer sind und viel Plastik-Müll machen (Manche Städte bieten kostenlose Windelsäcke an.)
- Heizstrahler über der Wickelkommode. Beim ersten Kind noch kurz benutzt, dann abmontiert und im Speicher gelagert.
- monströse spezielle Wickeltaschen, lieber eine gut zu reinigende Handtasche oder einen Rucksack (beim Tragerucksack oder Tuch eh besser) mit einer mehrfach zu benutzenden Wickelunterlage und einem Seitenfach für Windeln und Feuchttücher.
- Erstlings-Sets für Babys: Die Mützchen und Schühchen tragen die Kleinen nicht. Genauso wenig wie Unterhosen in Größe 68. Keine Ahnung, was mich da geritten hat.
- Pflegeprodukte. Die parfümierten Cremes und Lotionen sind überflüssig. Lieber eine gute Popo-Creme, wenn es wund ist.

10.) Glossar

Abstillen: Primäres Abstillen bedeutet, das Stillen wird nie begonnen, direkt nach der Geburt wird der Milchfluss gestoppt. Sekundäres Abstillen bedeutet Abstillen im Verlauf, nach Wochen, Monaten oder Jahren.

Anlegen: Das erste Anlegen sollte, wenn möglich, noch auf dem Kreißbett erfolgen. Bei Frühchen muss man leider etwas länger warten. Manchmal suchen die Kleinen beim Känguruhen automatisch die Brustwarze, und da darf man sie, wenn nichts dagegenspricht, auch „hin robben" lassen. Der normale Ablauf des Stillens gliedert sich in: Suchbewegungen, Erfassen der Brust, Halten der Brust, Saug- und Schluckbewegungen.

Baby-led weaning (BLW): vom Baby gesteuertes Abstillen. Der Übergang von der Milch zur festen Kost ohne die Gabe von Breien.
Das Baby wird weiterhin nach Bedarf gestillt, hat aber die Möglichkeit, beim Familienessen mitzuessen. Man bietet ihm einfach das an, was die Familie gerade isst, erwartet aber nicht, dass es alles sofort aufisst. Gut eignen sich weiche, gekochte Lebensmittel wie Gemüse in Stäbchen oder Röschen. Weiche Nudel, Brotstreifen oder weiches Obst wie Banane, Aprikose und kleine Beeren. Man kann es als Art finger-food betrachten.
Da es sich quasi selbst füttert, kann man es ab dem 6. Lebensmonat probieren. Vorher ist es für die Babys kaum möglich, das Essen selbst zum Mund zu führen.

Das Baby sollte dabei eine aufrechte Position einnehmen und nie beim Essen alleine sein. Es bestimmt, was es isst und wie viel davon. Man bietet ihm zusätzlich Wasser aus einer Tasse an. Da am Anfang nicht viel Essen im Magen landet, werden die BLW-Kinder länger gestillt als die Brei-Esser. Hat man mehrere Kinder daheim, werden die „Jüngsten“ oft automatisch zu BLW-Kindern, da sie beim Essen dabei sind und das haben wollen, was die anderen essen.

Benefit: Die positive Wirkung der Lungenreifung hält nur ungefähr 10 Tage an. Dann muss man abwägen, ob man eine weitere Reifung geben muss/möchte.

Bilirubin-Wert: Bilirubin entsteht beim Abbau von roten Blutkörperchen. Die kindliche Leber ist bei der Geburt oft noch unreif und kann eine große Menge Bilirubin nicht schnell genug verarbeiten. Daher steigt der Wert im Blut an. Falls der Wert zu hoch ist, erscheint ein Baby gelblich.

Blutungen unter der Geburt: sind zu 30 bis 50% unbekannter oder zervikaler Ursache; des weiteren Plazentarandblutungen, die Vorzeitige Plazentalösung und die Plazenta praevia, um die häufigsten zu nennen.

Blutvolumen, vermehrtes: Durch die ungefähr 35% erhöhte Blutmenge hat das Herz deutlich mehr zu arbeiten. Daher sind viele Frauen schnell kurzatmig und fühlen sich in Ruhe, als ob sie zügig gehen.

Bolustokolyse: Eine Wehenhemmung, die direkt der Mutter gespritzt wird. Manchmal wird sie unter der Geburt eingesetzt, wenn bei starken Wehen die kindlichen Herztöne schlecht werden.

Brustwarzen, wunde: am besten an der Luft mit etwas Muttermilch trocknen lassen. Eventuell Lanolin Salbe. Lieber das Baby nur kurz trinken lassen, denn manche Babys und später Kleinkinder mit Zähnen kauen die Warze regelrecht auf. Das Baby zur Brust führen, nicht die Brust zum Kind, manchmal ziehen die Babys die Warze unnötig lang.

Cerclage: operativer Verschluss des Zervixkanals. Prophylaktisch in der Frühgravidität oder therapeutisch bei vorzeitiger Muttermunderöffnung in der Spätgravidität. Die Cerclage muss bis zur 36. SSW wieder gelöst werden. Es gibt außerdem noch den totalen Muttermundverschluss, dies soll eine mechanische Barriere zur Vermeidung aufsteigender Infektionen bilden.

CMV / Toxoplasmose / Parvo-Virus: Die Untersuchung auf diese Keime oder die bereits durchgemachte Erkrankung gehört nicht zu den normalen Untersuchungen in der Schwangerschaft. Sie kann aber sinnvoll sein, wenn man zum Beispiel eine Katze oder ein Kleinkind im Kindergarten hat.

CPAP: (continuous positive airway pressure) ein Beatmungsverfahren, welches den spontan atmenden Patienten durch positive Druckausübung in der Einatmung unterstützt.

CTG: Cardio-Toko-Grafie: Hiermit werden die kindlichen Herztöne und die Wehen aufgezeichnet.

Eisentropfen: Für Frühchen meistens notwendig. Hinterlassen blöde Flecken auf Kleidung, Mullwindeln und Bettwäsche. Nur herauszubekommen mit Beckmann Fleckenteufel für Rostentferner! Habe bei 3 Kindern wirklich alles ausprobiert.

Entbindung, vaginaloperative: Saugglocke oder Zange zur schnelleren Entbindung bei Geburtsstillstand, Wehenschwäche, Erschöpfung der Mutter und drohendem kindlichem Sauerstoffmangel.

Ernährung: Schwangerschaft heißt nicht, essen für zwei! Erst ab dem 4. Monat werden 300 kcal pro Tag mehr benötigt. Ganz anders ist es in der Stillzeit, da sind es mindestens 500 kcal. Selbstverständlich kein Alkohol und bitte, bitte nicht rauchen!!!

Fototherapie: Falls der Bilirubin-Wert zu hoch ist, bekommt das Baby eine Fototherapie mit blauem Licht. Die Wellenlängen des blauen Lichts verwandeln das Bilirubin in eine wasserlösliche Form und das kann dann von den Babys ausgeschieden werden.

Frühgeburt: Die Geburt erfolgt vor der abgeschlossenen 37. SSW. Es gibt die „späten Frühchen“, die zwischen der 34. und 37. SSW auf die Welt kommen und

mit 60-70% den größten Teil aller Frühgeburten ausmachen.
Die „mittleren“ Frühchen kommen zwischen der 29. und 34. SSW, die ganz frühen Frühchen vor der 29. SSW auf die Welt und wiegen häufig unter einem Kilogramm. Diese stellen die größte Herausforderung an unsere Neonatologen dar.
Nachgeburtliche Probleme sind: intrakranielle Blutungen, Atemnotsyndrom, Apnoeanfälle, erhöhtes Infektionsrisiko, Trinkstörungen, Gelbsucht und Temperaturstörungen.

Geburtseinleitung: Jede Geburtseinleitung erfordert eine kritische Risiko-Nutzen-Analyse! Die Dringlichkeit der Schwangerschaftsbeendigung bestimmt das geburtshilfliche Vorgehen. Die häufigsten Methoden sind: Oxytocin-Infusion, Intrazervicales Gel oder Tablette sowie eine Tablette zum Schlucken.

Geburtsverlauf: normalerweise mit Eröffnungsphase, Austreibungsphase und Nachgeburtsperiode

Gerüche, Überempfindlichkeit: Hier sagt einem der Körper, ob das gut ist oder nicht. Zigarettenrauch, Parfum, Putzmittel und Ähnliches.

Gewichtszunahme: Die normale Gewichtszunahme beträgt 12,5 bis 18 kg. Sie besteht aus: Kind ca. 3,5 kg, Fruchtwassermenge ca. 1,5 kg, Plazenta 700 gr., Gebärmutter 1,5 kg sowie der Wassereinlagerung im Gewebe und Blut von 6 kg.

Harndrang, häufiger: Er entsteht durch Zunahme von Körperflüssigkeiten. Als Schwangere hat man gegen Ende 1/3 mehr Blutvolumen, außerdem mehr Körperwasser bis hin zu Ödemen. Die Nieren arbeiten daher mehr und man muss häufiger zur Toilette. Am Ende der Schwangerschaft drückt das Baby oft auf die Blase, sodass sich das Blasenvolumen verkleinert und man daher häufiger gehen muss.

Heißhunger und Gelüste: Manchmal „sagt" einem der Körper, was gut oder schlecht für einen ist. Man mag dringend frisches Obst, warme Kartoffeln oder etwas Scharfes. Genauso kann man auch eine Abneigung gegen spezielle Dinge entwickeln.

IGeL-Leistung: Manche Untersuchengen in der Schwangerschaft werden von den gesetzlichen Krankenkassen nicht übernommen. Diese kann die Schwangere, wenn sie es möchte, selbst bezahlen und durchführen lassen. Zum Beispiel extra Ultraschall-Unter-suchungen, sogenanntes „Baby-Fernsehen", oder Blutuntersuchungen auf durchgemachte Erkrankungen.

Kaiserschnitt / Sectio Caesarea: entweder elektiv, dringlich oder notfallmäßig. Narkosemöglichkeiten sind die PDA, die Spinalanästhesie und die Intubationsnarkose bei Notfällen

Lungenreifung, pränatale: auch RDS-Prophylaxe abgekürzt. Sie wird durchgeführt bei einer drohenden Frühgeburt zwischen der abgeschlossenen 24. und 34. SSW.

Es soll das Zusammenfallen der Lungenbläschen verhindern.

Mastitis: Brustentzündung mit Rötung und Fieber, die Symptome ähneln einer Grippe. Meistens müssen Antibiotika eingenommen werden, da häufig Bakterien über wunde Brustwarzen in die Milchgänge eindringen. Es ist wichtig, die Entzündung rechtzeitig zu behandeln, da es sonst auch zu einem Abszess kommen kann, welcher dann operativ entfernt werden muss.

Milchmenge verändern: Je häufiger angelegt wird, desto mehr Milch wird gebildet. Je seltener, desto weniger Milch. Für die Steigerung wird die Brust bei einer Stillmahlzeit gewechselt. Möchte man weniger Milch haben, z.B. beim Zufüttern mit einem Brei, stillt man nur eine Seite und die andere erst bei der nächsten Mahlzeit. Ist ein Kind krank und verweigert plötzlich den Brei, wechselt man einfach nochmal die Seite. Generell braucht die Brust 2 Tage, um sich neu „einzupendeln".

Milchstau: häufig seelische Ursache, zu viel Hektik und Stress (Stress führt zur Verengung der Milchkanäle), aber auch reduziertes Trinken des Babys oder eine abgedrückte Milchdrüse (ungünstige Schlafposition) ist möglicherweise der Grund. Manchmal sind es auch „positive" Dinge, zum Beispiel schläft das Kind plötzlich durch oder man hatte ein alkoholfreies Weizen-Bier! Falls das Baby an der Brust nicht ausreichend trinkt, kann man sie soweit abpumpen, bis die Brust entspannt ist, anschließend sollte sie gekühlt werden. Dazu eignen sich Quarkwickel sehr gut. Liebe Mamis, gönnt euch Ruhe und engt die Brust nicht zusätzlich ein.

Morgenübelkeit/Erbrechen: Die Übelkeit tritt meistens in den ersten 3 Monaten auf, manchmal kann sie auch länger andauern. Helfen können kleine Mahlzeiten, auch schon morgens im Bett. Ingwer als Tee oder zum Lutschen. Ausreichend Schlaf. Warmes Essen. Akupunktur. Spezielle Armbänder. Medikamente wie Vomex. Manchmal ist die Übelkeit mit Kreislaufproblemen gepaart, dann versuchen, erst den Kreislauf zu aktivieren, oft wird die Übelkeit dadurch schon besser.

Müdigkeit: im ersten Schwangerschaftsdrittel, hormonbedingt.

Muttermundverschluss, totaler: Hierbei wird der Muttermund / das Ende des Gebärmutterhalses in einer Operation zugenäht. Es soll verhindern, dass Bakterien aufsteigen und es zu einer Entzündung kommen kann.

Mutterpass: Darin werden alle für die Betreuung der Schwangeren wichtigen Daten zusammengefasst. Immer dabeihaben, vor allem bei Arztkontakt.

Notsectio: bedeutet, dass sofort ein notfallmäßiger Kaiserschnitt gemacht werden muss. Entscheidung und Durchführung innerhalb von 10 Minuten.

Ödeme: vermehrtes Körperwasser. Es kann sich überall ansammeln, meist in den Beinen, den Händen und im Gesicht. Die Schwangeren sehen oft anders aus als im nicht schwangeren Zustand. Nachts im Liegen wird das vermehrte Wasser aus den Beinen abtransportiert und man muss daher auch nachts häufiger zur Toilette. Nach der Geburt und dem Wegfall der Plazentahormone verliert man sehr viel Wasser und kommt von der Toilette kaum runter. Einige Frauen erkennt man ein paar Tage nach der Geburt gar nicht mehr.

Outcome: bedeutet „Ergebnis". Letztendlich, wie sich die Kinder später entwickeln. Ob sie Komplikationen durch die Frühgeburtlichkeit hatten und deren Folgen.

Plazentalösung, vorzeitige: teilweise oder vollständige Ablösung der normal sitzenden Plazenta von ihrer Haftfläche vor oder unter der Geburt.

Pränatale Diagnostik/Bluttest auf genetische Veränderung: Die 3 häufigsten chromosomalen Fehlbildungen eines Babys kann man mittlerweile über eine Blutabnahme bei der werdenden Mutter feststellen. Wird von den Krankenkassen nicht übernommen, eine sogenannte IGeL-Leistung.

Prongs: sind nasale Masken, die mit dem CPAP zur Atemunterstützung verwendet werden.

Pumpen, Hilfsmittel: Muttermilch-Ernährungs-Sets, Pipette, Becher. Am besten nach dem Kuscheln mit dem

Baby abpumpen, dann fließt durch die Hormonausschüttung besonders viel Milch. Ein Foto vom Baby beim Pumpen zu betrachten oder ans Kind zu denken, lässt die Milch besser fließen.

„punktet“: Umgangssprachlich auf der Intensiv-Station verwendet. Die Babys bekommen für Herzton-Erhöhungen/-Abfälle, für Atemunregelmäßigkeiten „Punkte“. Bei zu vielen „Punkten“ pro Schicht der Schwestern und Pfleger muss das Baby wieder an das Beatmungsgerät.

Scheiden-pH: Die Scheide hat einen sauren pH, damit es nicht zu Infektionen kommt. Wenn man einen Blasensprung hat, verschiebt sich der pH, da das Fruchtwasser wie auch das Blut einen deutlich höheren pH haben. Dies lässt sich mit einfachen Tests messen.

Sodbrennen: Einige Schwangere leiden ab der Mitte der Schwangerschaft unter Sodbrennen. Durch eines der Schwangerschaftshormone wird die glatte Muskulatur entspannt, der Magenverschluss „weicher“ und die Säure aus dem Magen kann zurücklaufen. Es kann helfen, wenn man nachts erhöht schläft, weniger „reizende“ Speisen zu sich nimmt oder ein Medikament einnimmt, dass wie ein Schutzfilm auf dem Mageninhalt schwimmt.

Stillen: ist die perfekte Ernährung für das Baby, insbesondere des Frühchens. Für ein erfolgreiches Stillen ist Überzeugung alles! Es erfordert Ruhe und Ausdauer.

Außerdem dauert es eine Weile, bis sich alles eingespielt hat. Bei Frühchen ist zusätzliches Durchhaltevermögen gefragt, denn nach dem Milcheinschuss, dem anfänglichen Pumpen kommt später noch das Umstellen auf das Stillen hinzu.
Ein weiterer Vorteil ist, dass das Stillen die Rückbildung der Gebärmutter fördert. Für das Stillen sind das Milchbildungshormon Prolaktin und das Milchspendehormon Oxytocin nötig.

Stillen, Hilfsmittel: Stillhütchen (gut überlegen, ob sie benötigt werden, da sich dadurch das Saugverhalten des Babys ändert), Milchauffangschalen (manchmal „läuft" die andere Seite beim Pumpen oder Stillen aus), Stilleinlagen, Salbe für wunde Brustwarzen (meist auf Basis von Lanolin, Reste eignen sich prima für rissige Lippen)

Stillen, Probleme: Rhagaden der Brustwarze, Milchstau und Brustentzündung

Still-Positionen: Das Baby wird so angelegt, dass sein Körper zur Mama gewandt ist und das Gesichtchen zur Brust zeigt. Die Mama sollte eine ganz bequeme Haltung einnehmen, wenn nötig mit einem Kissen unterstützt. In der „Wiegeposition" ruht der Körper des Babys auf dem Unterarm der Mama, an dessen Seite gestillt werden soll.
Bei Frühchen kommt der sogenannte „Frühchen-Griff" in Frage. Hier ruht das Baby auf dem gegenüberliegen-

den Unterarm und mit dem Köpfchen in der Hand. Die freie Hand unterstützt die Brust mit dem C-Griff. Außerdem gibt es den Fußball- oder Rückengriff, das Stillen im Liegen und das Rücklings-Stillen, natürlich auch das Parallel-Stillen von Zwillingen.

Vitamine und Mineralstoffe:
- Folsäure: ist ein Vitamin, das Schwangere einnehmen sollten, um das Risiko eines Neuralrohrschadens zu verringern.
- Jodid: wird meist mit Folsäure in Kombination eingenommen. Unterstützt die Schilddrüsenaktivität. Kann bei manchen Frauen zu Schlafstörungen führen.
- Eisen: wird eingenommen bei einer Anämie (Blutarmut), hervorgerufen durch eine Blutung oder zu geringe Eisenaufnahme durch Nahrungsmittel.

Wehenhemmung / Tokolyse: Die werdende Mutter bekommt eine Infusion oder Tabletten, damit die Wehen gebremst werden und man Zeit hat, die Lungenreifung durchzuführen, welche 24 Stunden dauert. Viele Frauen, die vorzeitige Wehen haben, nehmen bereits in der Schwangerschaft Magnesium ein.

Wehentätigkeit, vorzeitige: Symptome der drohenden Frühgeburt sind vorzeitige Wehen, Zervixreifung und vorzeitiger Blasensprung vor der abgeschlossenen 37. SSW. Gründe: Frühgeburten in der Vorgeschichte, aufsteigende Infektionen, Stress, anatomische Veränderungen, kindliche Faktoren, um nur ein paar zu nennen.

Wochenbett: Die Zeit des Wochenbetts beginnt mit der Plazentageburt und endet nach 6 bis 8 Wochen. Hier findet die Rückbildung der meisten durch die Schwangerschaft bedingten Veränderungen statt. Probleme können Rückbildungsverzögerung, erhöhte Temperatur, vaginale Blutung und Unterbauchschmerzen hervorrufen.

Zervixinsuffizienz: eine Gebärmutterhalsschwäche. Die Gebärmutter ist birnenförmig und hat einen ungefähr 4 cm langen Hals, der die Gebärmutter verschließt. Manchmal verkürzt sich dieser vorzeitig oder der Muttermund (das Ende des Gebärmutterhalses) öffnet sich. Normalerweise geschieht dies erst am Ende der Schwangerschaft und unter der Geburt.

Zwiemilch: Man stillt und gibt industriell gefertigte Säuglingsmilch aus der Flasche.

11.) Lieblings-Essen: Vom Baby-Brei bis zu dem, was Mamis brauchen

7-Gemüse-Tomaten-Soße:

2 kleine Zwiebeln, 2 Lauchstangen, 2 Selleriestangen, 2 Möhren, 2 Zucchini, 2 rote Paprika, ½ Butternuss-Kürbis, 2 Knoblauchzehen, Olivenöl, 2 TL getrockneter Oregano, 4 Dosen Eiertomaten, Salz, Pfeffer.

Alles klein schneiden, 25 min kochen, anschließend pürieren, würzen und portionsweise einfrieren. Lässt sich pur essen als Suppe, mit Nudeln, mit Schinkenwürfeln, mit Hackfleisch oder auch überbacken mit Nudeln und Käse im Ofen.

Im Prinzip eignen sich besonders Schmorgerichte oder Mahlzeiten, die im Schnellkochtopf zubereitet werden können. Man sollte die aufwendige Arbeit des Gemüse Putzens und Schnippeln erledigen, wenn das Baby schläft. Später kann man, auch einhändig, die Sachen in den Ofen schmeißen. Große Töpfe Chili oder Gulasch mit viel Gemüse sowie große Portionen Auflauf oder Lasagne lassen sich gut einfrieren. Wenn es doch mal schnell gehen muss, lassen sie sich gut auftauen.

Da der Kleine, im Gegensatz zu seinen Brüdern, sehr stark unter Blähungen litt, versuchte ich blähendes Gemüse zu meiden und dafür die eine oder andere Fenchelknolle ins Essen zu mogeln.

Kurz nach den Geburten, als ich jedes Mal einen starken Eisenmangel hatte, gelüstete es mich immer nach Fleisch! Gegrillt, gebraten, gerne auch blutig in der Mitte. Mein Körper hat ganz einfach gezeigt, was er jetzt nötig hatte. Manchmal mochte ich ganz schlicht einen Becher Quark mit Banane, calciumreich, etwas, was ich nach der Schwangerschaft wohl brauchte. Auch Eier in jeglicher Form fanden reißenden Absatz. Einmal hat der Mann einer Mitbewohnerin mir tatsächlich 2 hartgekochte Eier von zu Hause mitgebracht, weil er mitbekam, wie sehr ich darauf Lust hatte!
Generell war mir in der Stillzeit nach deftigen Gerichten, ich hatte einfach immer Hunger.

Energiekugeln, selbstgemacht

Das allereinfachste ist es, ein ganz feines Müsli (zum Beispiel das Kinderfrüchte-Müsli oder den Basis-Brei von Alnatura) zu nehmen, Mandelmus, Kokosöl oder Butter hinzuzugeben, bis sich aus der Masse kleine Bällchen formen lassen.
Oder man mixt selbst gemahlene Mandeln, Nüsse, Datteln zu gleichen Teilen und gibt etwas Kakaopulver und Kokosöl hinzu. Ebenfalls solange, bis ein fester Brei entsteht. Auch Haferflocken und andere zerkleinerte Trockenfrüchte eignen sich dazu.
Ganz am Ende die Kugeln noch in Sesam oder Kokosflocken wälzen, dann kleben sie nicht.

Basis-Gemüse-Baby-Brei

1 Kartoffel (50g), 100g Möhren, 20g mageres Fleisch (Rind, Geflügel, Lamm oder Schwein), 2-3 EL Apfel- oder Orangensaft, 1 EL Rapsöl.

Diesen Basis Brei kann man zu 10 Portionen hochrechnen, sie im Schnellkochtopf zubereiten und dann zu 180g-Portionen im Gefrierschrank einfrieren. Später kann man die Möhren gegen Kohlrabi, Zucchini, Kürbis, Pastinake, Fenchel oder Brokkoli austauschen, je nach Saison. Generell eher saisonales Gemüse nehmen, das ist nährstoffhaltiger und kann regional gekauft werden.

Obst-Getreide-Brei

20g Getreide wie etwa Haferflocken, Dinkelflocken, Grieß oder Couscous, 100g Anfänger-Obst wie Apfel, später Banane, Birne, Beeren und 1 EL Butter. Die Butter ist nötig, damit der Brei gehaltvoller und sättigend wird. Zunächst das Obst kochen und pürieren, später nur noch mit der Gabel zerdrücken.

Vollmilch-Getreide-Brei oder Muttermilch-Getreide-Brei

200g Vollmilch, Muttermilch oder hypoallergene Säuglingsmilch, 20g Getreideflocken wie Reis, Gries oder Hirse, 4 TL Apfelsaft.

Ich bevorzugte die milchfreie Abendbrei-Variante, da ich noch so viel gestillt habe und daher keine Kuhmilch geben wollte. Ich nahm 140 ml Wasser, 1-2 TL Mandelmus als Calciumlieferant, 1 TL Öl, dazu 20g Getreide und 60g Obst. (Getreide-Obst-Brei). Die Mandel ist ein Rosenholzgewächs, keine Nuss und daher nicht allergen.

Anfänger-Kinder-Essen

Pfannkuchen, Kaiserschmarren, kleine Nudeln mit Erbsen und Schinken oder Tomatensoße, Maultaschen, Gnocchi mit Parmesan, Fisch und Kartoffeln, Kartoffel-Brei, gewürfeltes Gemüse in Brühe, kleine Hackbällchen mit Rösti (nicht zu kräftig gebraten), arme Ritter und Schupfnudeln mit Apfelmus. Ofenkartoffeln mit Kräutern und Quark. Generell „tunken" Kinder gerne ein, egal ob in Ketchup oder Apfelmus.

Prima eignen sich Kinderteller, die Unterteilungen haben. Kinder mögen es gerne sortiert auf ihrem Teller. Die Soße und das Gemüse bitte schön extra

Erster Geburtstagskuchen

Möhrenkuchen mit oder ohne Guss

Der Möhrenkuchen besticht mit seiner knall orangen Farbe, seiner Saftigkeit und dem wenigen Fett.

6 Eier, getrennt, 200g Zucker, 1 TL Zimt, 2 Gläser Baby-Möhren-Brei (a 190g), 180g gemahlene Mandeln, 120g Mehl, 1 P Vanillezucker. Zuckerguss oder Schlagsahne, wer mag.

Eiweiß steif schlagen. Eigelb mit Zucker verrühren. Möhrenbrei, Mandeln und Mehl unterheben. Dann den Eischnee unterziehen, in eine Form füllen und bei Umluft 180 Grad 45min im Ofen backen.

Danksagung

Es bleibt nicht viel zu sagen, denn Sie wissen es ohnehin: Ich danke meinem wundervollen Mann und meinen super tollen Jungs!!! Ihr seid die besten auf der Welt, ich liebe euch!!!

Ich danke meiner ganzen Familie. Meinen Eltern, Geschwistern und meinen Schwiegereltern.

Insbesondere danke ich meiner fantastischen Mama und sehr lieben Schwiegermama, dass sie uns in dieser furchtbaren Zeit so toll unterstützt haben! Ihr seid außerdem ganz großartige Omas!

Ich danke meinen Mädels aus der Klinikzeit: Franzi, Nadine, Babs und Sabrina! Ohne euch wäre meine Zeit im Krankenhaus sehr, sehr langweilig gewesen.

Ein Dankeschön geht an Herrn Dr. Krauth, durch den der Mittlere überlebt hat!

Außerdem geht ein riesiges Dankeschön an Herrn Dr. Goelz und an das Team der Neonatologie, ohne die unser Kleiner heute nicht leben würde!

Ich danke meiner Freundin Bille Adam, die dieses wundervolle Cover gemacht hat!

Sehr dankbar bin ich ebenfalls meiner Verlegerin Frau Manuela Kinzel, ohne die es dieses Buch nicht gäbe!

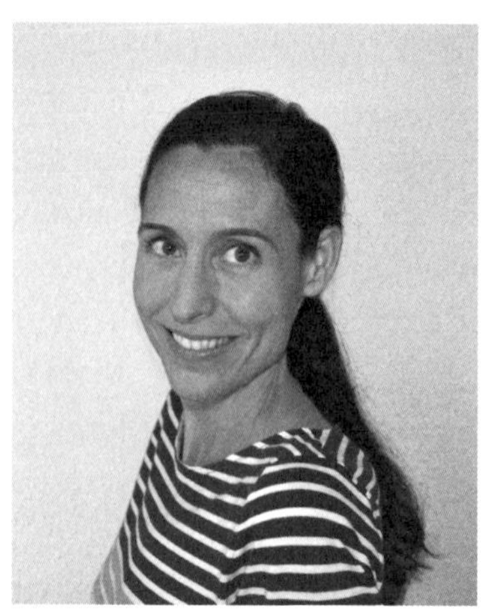

Dr. Daniela Oltersdorf, geboren 1976, absolvierte ihre Facharztausbildung in Karlsruhe und arbeitete zuletzt in einer Praxis als Fachärztin für Frauenheilkunde und Geburtshilfe.

Sie bekam gleich 3 Frühchen.

Darüber hat sie jetzt ein Buch geschrieben.

Die Autorin lebt mit ihrer Familie in Calw.